# Die sanfte

# Wirbelsäulen-Therapie

## nach Dorn-Breuss

ISBN 3-902191-18-X

© Verlag des Österreichischen Kneippbundes Ges.m.b.H., Kunigundenweg 10,  A-8700 Leoben
Autor: Dr. med. Wolfgang Auer
Fotos: Kneipp-Verlag
Layout, Fotosatz, technische Bearbeitung: Verlag des Österreichischen Kneippbundes Ges.m.b.H.
Druck: Druckerei Theiss GmbH, A-9431 St. Stefan.

1. Auflage                                                                      Leoben, Juni 2003

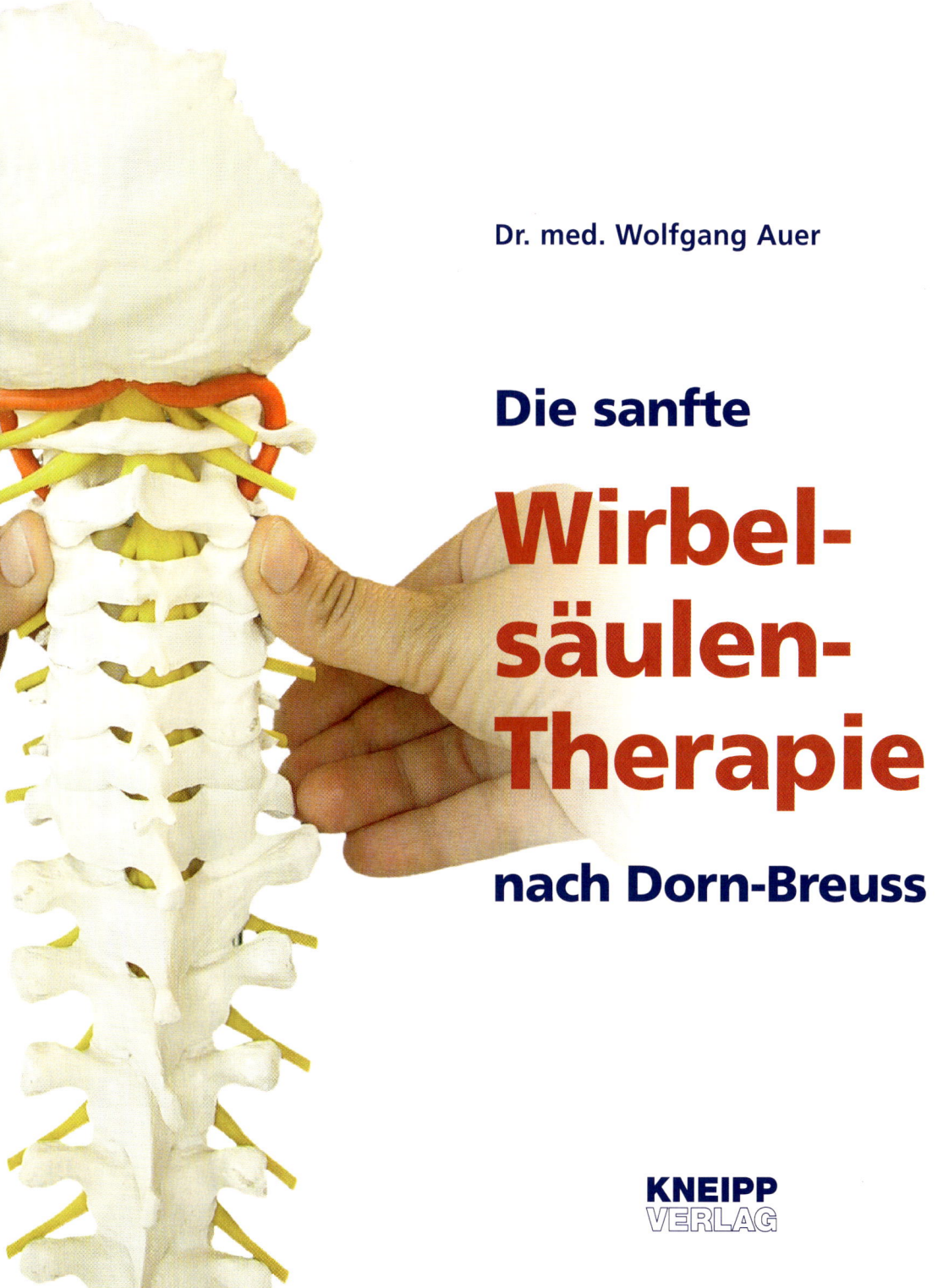

Dr. med. Wolfgang Auer

# Die sanfte

# Wirbel-
# säulen-
# Therapie

## nach Dorn-Breuss

**KNEIPP VERLAG**

# Inhalt

# Einleitung

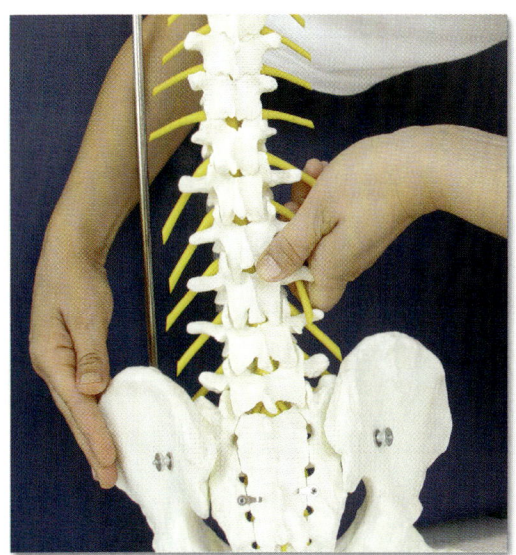

*Chronische Schmerzen an der Wirbelsäule beeinträchtigen die Lebensqualität.*

In den letzten Jahrzehnten hat sich ein deutlicher Wandel in der menschlichen Gesamtpopulation vollzogen. Die Lebenserwartung ist dank einer modernen Medizin gestiegen. Armut und Hunger sind dem Wohlstand gewichen. Krieg ist nur noch ein Begriff der Vergangenheit – zumindest im Herzen Europas. Wie aber das Leben so spielt, gibt es keinen Vorteil ohne Nachteil. Durch diese Wandlung entwickelte sich die Wirbelsäule immer mehr zum strategischen Schwachpunkt des allgemeinen Wohlbefindens. Immer mehr unnatürliche Bewegungsmuster führen zu Veränderungen an Wirbelsäule und Gelenken. Diese führen zu heftig akuten, aber auch zu chronisch quälenden Leiden. Zusätzlich führen Über-

ernährung, Bewegungsmangel und als Folge eine Säurebelastung des Gesamtorganismus zu ungeahnten Einschränkungen der Lebensqualität und lassen die Betroffenen oft verzweifeln. Fehlfunktionen der Wirbelsäule beeinflussen jedes Körperorgan und jeden funktionellen Vorgang im menschlichen Organismus. Tiefe Depressionen werden durch den chronischen Schmerz ausgelöst.

Es ist auf Grund dieser Tatsachen nötig, die Wirbelsäule und den Bewegungsapparat als eigenständiges Organ zu betrachten. Der intensive und jahrelang immer wiederkehrende Schmerz treibt den Leidenden an den Rand der Verzweiflung. Dieses auch schulmedizinisch anerkannte Wissen hat sich vor allem in der Neuraltherapie nach Huneke und in der Chiropraktik niedergeschlagen. Beide Methoden sind nur für Ärzte zugelassen und nur in den Händen eines erfahrenen und gut ausgebildeten Mediziners zulässig.

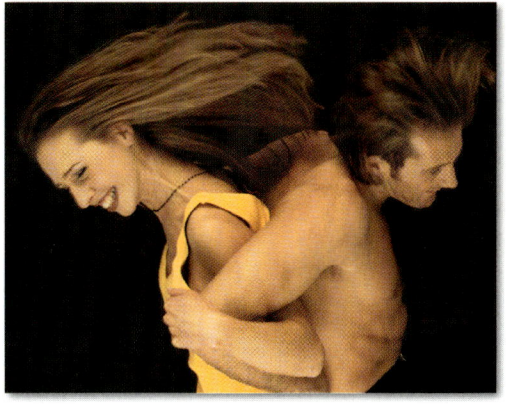

Die Neuraltherapie hat der Wirbelsäule als erste schulmedizinisch anerkannte Methode den Stellenwert gegeben, den sie verdient. Es wird mit einem lokalen Betäubungsmittel, das an bestimmte Körperstellen gespritzt wird, ein Regulationsprozess in Gang gesetzt. Selbst bei chronischen Leiden wird eine Heilung bzw. Linderung der Beschwerden bewirkt. Aber auch Narben als Störfelder spielen eine große Rolle. Es wird dem Energiefluss über die Haut ebenfalls große Bedeutung beigemessen.

Die Chiropraktik beschäftigt sich mit verschobenen Wirbeln bzw. mit so genannten Wirbelblockaden. Diese werden dann vom Chiropraktiker meist mit einem „Knacken" eingerichtet. Häufig kann der Wirbel aber nicht stabilisiert werden und es kommt zu einem Rückfall. Diese Methode ist auch nicht ganz gefahrlos und soll wirklich nur von einem sorgfältigen und bestens ausgebildeten Arzt angewendet werden.

Die übliche Physiotherapie wendet einerseits die klassische Massage als therapeu-

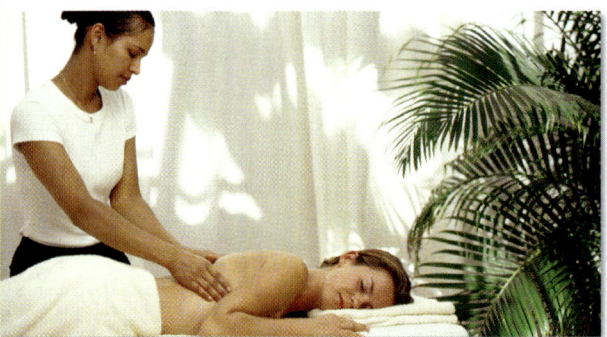

*Mit wenigen Massagen soll behoben werden, was durch jahrelange Fehlhaltung entstanden ist.*

tisches Mittel an, bedient sich aber auch der Anwendung von Ultraschall, Elektrotherapie, Bestrahlungen u. v. m. So soll in wenigen Minuten und einigen Tagen behoben werden, was durch jahrelanges Fehlverhalten entstanden ist. Vielen Patienten kann vorübergehend geholfen werden. Die Ursache wird meist nicht erkannt und nicht behoben. Die Folge ist ein jahrelanges Leiden der Wirbelsäule mit allen Folgeerkrankungen. Unmengen an Rheumamedikamenten werden geschluckt, unzählige Computertomographien angefertigt, Magnetresonanzbilder gemacht – meist ohne echte Behandlungskonsequenz. Am Endpunkt einer Leidenskarriere steht nicht selten eine Operation, meist an einer der geschädigten Bandscheiben.

In den letzten Jahren hat sich von Deutschland aus die Methode nach Dieter Dorn und Rudolf Breuss durch viele Erfolge einen Namen gemacht und große Verbreitung gefunden.
Dieter Dorn war ein Landwirt, der eher zufällig von einem alten Mann eine natürliche Massage und Behandlungstechnik erlernte. Im Vordergrund steht dabei ein Ausgleich der so genannten Beinlängendifferenz, die eine häufige Ursache von Wirbelsäulenbeschwerden ist. Aber auch „energetische" Therapieelemente fließen in die Behandlung ein.
Auf Grund dieser Erfolge ergab sich die Notwendigkeit, die Methode wissenschaftlich zu ergründen. Viele Therapieformen wurden durch Zufall entdeckt. Wenn eine Behandlung wirkt, muss es auch wissenschaftlich möglich sein, die Erklärung dafür zu finden. So wurde mir die Methode erstmals von

Frau Marianne Luttermann vor einigen Jahren vorgestellt. Als gerichtlich beeideter Sachverständiger für Alternativmedizin erwachte natürlich sofort mein Interesse. Mit dem nötigen Basiswissen über Neuraltherapie, Akupunktur, manuelle Medizin, Homöopathie und viele andere Naturheilmethoden war schnell an einigen hundert Patienten erprobt, was schon Tausenden Leidenden geholfen hat.

Über die Jahre wurde der Druck immer größer, auch Ausbildungen anzubieten, da es nicht mehr verantwortbar war, das therapeutische Wissen einem kleinen Kreis Eingeweihter vorzuenthalten. Auch war es notwendig, die Methode zu standardisieren, um zu verhindern, dass unter dem Titel „Dorn-Breuss" viele Wunderheiler tätig sind und damit weder der Methode noch den Patienten Gutes tun. Aus der Zusammenarbeit mit Marianne Luttermann wurde die Österreichische Gesellschaft für Dorn-Breuss-Therapie gebildet, der mittlerweile viele namhafte Ärzte und Therapeuten angehören. Obwohl die in dieser Gesellschaft angewandte Methode von den Ursprüngen deutlich weiterentwickelt wurde und sich ausschließlich begründbarer Techniken bedient, wurden die Namen Dorn und Breuss aus Respekt vor der Leistung dieser beiden Männer beibehalten. Eher zutreffend für diese natürliche Heilmethode und ganzheitliche Methode wäre:

## Sanfte Wirbelsäulentherapie

Die sanfte Wirbelsäulentherapie ist keine rein passive Behandlung, sondern sie benötigt zum Erfolg die Mitarbeit

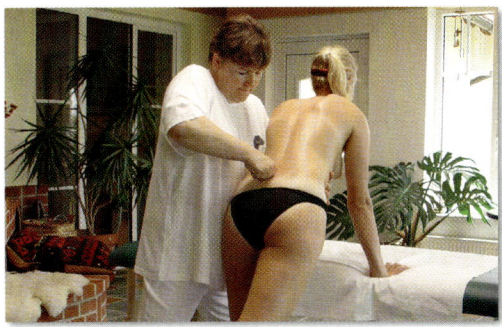

*Bei der sanften Wirbelsäulentherapie muss der Patient mitarbeiten.*

der Patienten. Es werden im Verlauf einer Therapie Übungen erlernt und eine Anleitung zur Selbsthilfe gegeben. Eine Umstellung der Lebensweise ist ebenfalls in vielen Fällen nötig. Nach unserer Erfahrung sind die meisten Wirbelsäulenbeschwerden auf eine, mehrere oder alle der folgenden Auslöser zurückzuführen:

1. **Fehlstellung von Wirbeln und Gelenken**
2. **Körperliche und seelische Spannungen**
3. **Stoffwechselstörung im Sinne einer Übersäuerung**

Diese 3 Hauptursachen bilden auch die Basis für die Behandlungsgrundlagen und liegen dem therapeutischen Ansatz zu Grunde. Das Erkennen der Ursache ist Grundlage jedes Behandlungserfolges.
Eines ist jedoch klar: Die Methode an sich hat schon unzähligen Patienten geholfen. Die sanfte Wirbelsäulentherapie sollte aber auch nur von ausgebildeten und im Optimalfall geprüften Therapeuten durchgeführt werden. Eine vorherige ärztliche Abklärung ergibt sich von selbst.

9

# Die Wirbelsäule als Zentrum des Wohlbefindens

Das Rückgrat eines Menschen war schon von jeher von großer Bedeutung für dessen Wohlbefinden. Einige Grundkenntnisse für das bessere Verständnis der sanften Wirbeltherapie werden hier wiederholt.

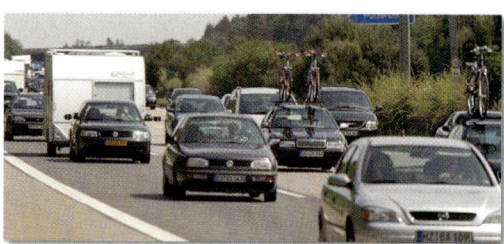

*Lange Autofahrten belasten die Wirbelsäule.*

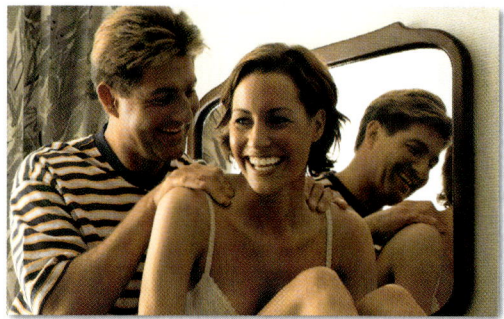

*Ein gesundes Rückgrat steht für Wohlbefinden.*

Ein wichtiger Faktor ist, dass die Wirbelsäule nicht einfach als eine Aneinanderreihung einzelner Wirbel betrachtet wird, sondern als Funktionskreis, der einer ständigen Dynamik unterliegt. Nach 10 Stunden Autofahrt ändert sich das Röntgenbild der Wirbelsäule nicht, sehr wohl jedoch die dynamische Komponente des Funktionskreises.

Oder einfacher ausgedrückt: Wenn Sie 10 Stunden in einem Auto verbringen und anschließend aussteigen, wird Ihre Wirbelsäule ganz steif und unbeweglich sein. Im schlimmsten Fall haben sich einzelne Wirbel verschoben und drücken

auf die aus der Wirbelsäule kommenden Nerven, wie z. B. bei einer Reizung des Ischiasnervs. Haben Sie auch noch ein Fenster geöffnet oder die Klimaanlage zu stark eingestellt, kann sich zusätzlich ein steifer Nacken als so genannter Hexenschuss einstellen. Wenn sich das öfter wiederholt, können diese Beschwerden chronisch werden oder immer wieder auftreten. Ohne entsprechenden Ausgleich führen solche Verhaltensfehler zu fixierten Fehlstellungen einzelner Wirbel, aber auch der gesamten Wirbelsäule.

**Weitere Auslöser dieser Fehlstellungen sind**

- ruckartige, falsche Bewegungen
- schlechte Sitzgewohnheiten
- mangelnde Bewegung
- einseitige Belastung
- Überbeanspruchung der Gelenke
- falsches Heben schwerer Lasten
- Übergewicht
- Zugluft u. v. m.

Zwischen der schulmedizinischen und unserer Diagnose gibt es häufig Unterschiede, obwohl beide inhaltlich richtig sind.

**Beispiele für schulmedizinische Diagnosen:**

- Bandscheibenprobleme bis hin zum Bandscheibenvorfall
- Ischiasleiden
- Nackenprobleme mit Armschmerzen
- Kreuzschmerzen
- Skoliose (Seitverschiebungen der Wirbelsäule)
- Muskelverspannungen und Bindegewebsverhärtungen
- Verkippung des Kreuzbeines
- Rheumatische Beschwerden
- Abnützungen
- Osteoporose

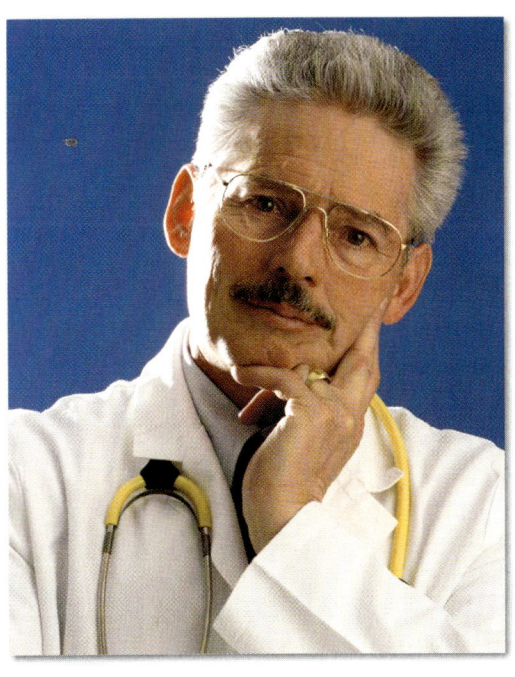

**Ein Beispiel für eine schulmedizinische und unsere Diagnose und Behandlung:**

In meine Ordination kommen regelmäßig immer wieder Patienten, die „vor einer Operation geflüchtet sind". Bis auf einige Einzelfälle, bei denen die Operation unvermeidbar war und auch eine sanfte Wirbeltherapie keine Besserung gebracht hätte, konnte den meisten geholfen werden. Nach einigen Behandlungen war der Großteil beschwerdefrei.
Die Diagnose „Bandscheibenvorfall" der Schulmedizin war eindeutig richtig – bewiesen durch Computertomographie. Nur war dieser nicht Ursache der Beschwerden.

Eine Studie im Jahr 1998 in den USA hat an ca. 300 beschwerdefreien Patienten im Alter von 45 Jahren die Bandscheiben mit Computertomographie untersucht und bei 56 % der Untersuchten einen Vorfall gefunden.
Bekommt nun einer dieser 56 % aus den bereits erwähnten Ursachen Kreuzschmerzen, wird er dem üblichen medizinischen Ablauf zugeführt, der sich folgendermaßen darstellt:
Eine bis mehrere Injektionen beim Kassenarzt für Allgemeinmedizin, eventuell verbunden mit oberflächlicher Physiotherapie ohne wesentliche Besserung. Nach längerer Zeit kurze Untersuchung beim Orthopäden mit anschließendem Röntgen, weitere Injektionen oder Infusionen verbunden mit nochmaliger physikalischer Behandlung. Schmerzmedikamente (meist Säuren) werden ebenfalls angewendet. Da dies nicht zum Ziel führt, wird eine Computertomographie

angefertigt und nach Feststellung eines Bandscheibenvorfalls die Operation vorgeschlagen.

Der Bandscheibenvorfall liegt aber schon länger zurück und ist nicht Ursache der Beschwerden. Eine Operation ist also nicht angezeigt und auch nicht sinnvoll.

Ein Großteil dieser Patienten berichtet meist, auch noch gar nicht richtig „begriffen" worden zu sein. Lediglich jene Patienten, die bei einem chiropraktisch ausgebildeten Arzt waren, wurden mit den Händen untersucht.

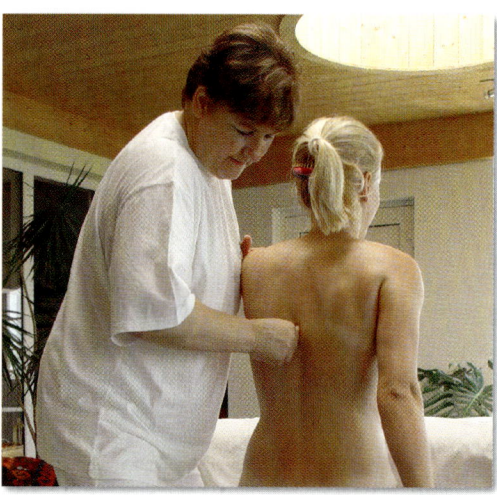

*Zu einer Untersuchung gehört auch das „Begreifen".*

Nach meiner Erfahrung versteckt sich hinter der schulmedizinischen Diagnose des Bandscheibenvorfalls häufig ein verkipptes Kreuzbein oder eine deutliche Übersäuerung des Gesamtorganismus – oft schon tastbar als Knoten über dem Kreuzbein. Ebenfalls häufig ist eine Entzündung des Kreuzbein-Darmbein-

Gelenks, das auch eine immense Bedeutung für unser Wohlbefinden hat. Ein fehlgestellter Wirbel oder eine Fehlstellung der Wirbelsäule kann sowohl Ursache als auch Folge chronischer Kreuzschmerzen sein.
Eine Therapie kann jedoch nur dann erfolgreich sein, wenn sie sich um die Ursache einer Erkrankung kümmert.

> „Wenn aus den Augen Tränen fließen und die Ursache ein Reißnagel im Po ist, kann man das Auge behandeln, so lange man will. Die Tränen werden nicht versiegen."

Der ganzheitlich denkende Therapeut wird sich dem ganzen Organismus widmen. Der Reißnagel wird gefunden und entfernt. Das Auge wird nicht mehr tränen.

## Die Wirbelsäule und ihre Funktionen

Im klassischen Sinn werden einzelne Körperabschnitte von Nerven versorgt, die aus dem Rückenmark entspringen und seitlich entlang der Wirbelsäule über Zwischenwirbellöcher den Organismus versorgen. Wenn die Wirbelkörper sich verschieben, können neben direkten Problemen an der Wirbelsäule so genannte Sekundärerkrankungen ausgelöst werden. Ein erfahrener Therapeut beherrscht diese „Versorgungsgebiete" und kann einzelnen Organstörungen den entsprechenden Wirbeln zuordnen. Im Störfall wird dieser Wirbel wieder ins Lot gebracht und dadurch das Übel an der Wurzel gepackt.

Bei einer Vielzahl von Beschwerden liegt die Ursache in der Wirbelsäule:

- Migräne
- funktionelle Herzbeschwerden
- Schluckschwierigkeiten
- Kopfschmerzen
- Bauchschmerzen u. v. m.

Umgekehrt können aber auch primäre Erkrankungen an den Zielorganen Veränderungen am Wirbel auslösen und eine Wirbelfehlstellung kann Hinweis auf eine organische Erkrankung sein.

Nicht nur die herkömmliche Anatomie ist Teil dieses Wissens. Die Wirbelsäule wird auch als Steuerorgan für unser unbewusstes Nervensystem und unseren gesamten Organismus herangezogen. So werden einzelnen Wirbelsegmenten Steuerhauptzentren (SHZ) und Steuerunterzentren (SUZ) zugeordnet. Die Möglichkeit, über die Wirbelsäule die Steuerzentren zu beeinflussen, benötigt ein besonderes Feingefühl und auch großes therapeutisches Wissen. So ist es unerlässlich, dass der Therapeut die einzelnen Wirbel zuordnen kann und auch über die Versorgungsgebiete und Steuerzentren Bescheid weiß. In diesem Zusammenhang wird auch auf die Zustimmungspunkte (ZP) am Blasenmeridian der Akupunktur verwiesen. Es zeigt sich eine eindeutige Parallele zwischen der Heilmethode der Akupunktur und der sanften Wirbeltherapie. Diese Punkte liegen etwa 2 Querfinger seitlich des Wirbelkammes und deren Stimulation beeinflusst alle zugeordneten Organe und Meridiane.

## Die Halswirbelsäule (HWS)

Die HWS ist von besonderer strategischer Bedeutung. Sie stellt auch das Bindeglied zum Kopf und damit zum Zentralnervensystem dar. Bei Problemen im oberen Bereich der Wirbelsäule muss immer auch die Lendenwirbelsäule (LWS) untersucht werden, da häufig über den Funktionskreis ein Lendenwirbel verschoben ist. Die Wirbel der HWS und auch die Kopfgelenke erfordern besondere Sorgfalt – sowohl bei der Diagnose als auch bei der Therapie. Man kann durch unsachgemäßes Handeln unerwünschte Ereignisse hervorrufen.

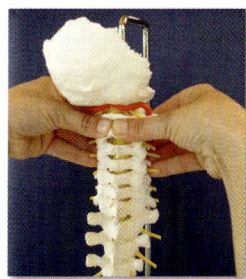 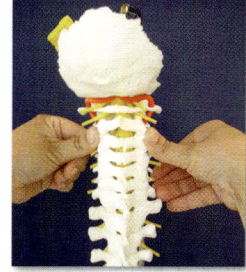

*Die Halswirbelsäule*

### 1. Halswirbel (Atlas)

V (Versorgungsgebiet): Blutversorgung im Kopf, Hirnanhangsdrüse, Kopfhaut, Gesichtsmuskel, Gesichtsknochen, Zentralnervensystem des Kopfes (Gehirn), Innen- und Mittelohr, Sympathisches Nervensystem.

A (Auswirkung bei Verschiebung): Kopfschmerzen, Migräne, Überlastungssymptome, Nervosität, Bluthochdruck, Gedächtnisstörungen, Schwindel, chronische Müdigkeit, Druck im Kopf, Wetterfühligkeit.

SHZ (Steuerhauptzentrum): Erinnerungs-
vermögen, Lymphsystem
SUZ (Steuerunterzentrum): Lebensmut

### 2. Halswirbel (Axis)

V: Stirn, Zunge, Sehnerven, Hörner-
ven, Nebenhöhlen, Hinterhaupt-
knochen
A: Nebenhöhlenbeschwerden, Hörstörungen, Schwindel, bestimmte
Sehstörungen, Schwindel, Zungen-
brennen, Geschmacksstörungen
SHZ: Knochengelenke
SUZ: Traumzentrum

### 3. Halswirbel

V: Zähne, Gesichtsknochen, Kaumus-
kulatur, Kiefergelenk, Wangen,
Gesichtshauptnerv (Facialis),
Speicheldrüsen
A: Nervenentzündungen, Neural-
gien, Zahnschmerzen, Akne im
Gesicht, Gesichtsekzeme
SHZ: Schlafzentrum
SUZ: Wachstumssteuerung

### 4. Halswirbel

V: Nase, Lippe, Mund, Eustachische
Röhre
A: Hörstörungen, zugefallene Ohren,
Polypen, Allergien im Hals-Nasen-
Ohren-Bereich, Heuschnupfen,
chronischer Schnupfen, rinnende
Nase
SHZ: Nervenzentrum
SUZ: Zentrum für Inspiration u. Intuition

### 5. Halswirbel

V: Stimmbänder, Rachen, Lymphkno-
ten des Nackens, Kehlkopf
A: Heiserkeit, Stimmprobleme, Kehl-
kopfentzündungen, Enge im Hals,
Halsschmerzen
SHZ: Sonnengeflecht (Solar plexus)
SUZ: Zentrum für Inspiration und Intui-
tion

### 6. Halswirbel

V: Nackenmuskulatur, Schultern,
Mandeln
A: Steifes Genick, Oberarmschmer-
zen, Mandelentzündung, trocke-
ner Reizhusten, trockener Hals,
Schluckbeschwerden
SHZ: Halszentrum
SUZ: Zentrum der Freude

### 7. Halswirbel

V: Schilddrüse, Schulter, Ellbogen,
Oberarme
A: Schilddrüsenfehlfunktionen, Ten-
nisarm, Schleimbeutelerkrankun-
gen, Ellbogenentzündungen
SHZ: Verdauungszentrum
SUZ: Zellerneuerung

## Die Brustwirbelsäule

Die 12 Brustwirbel bilden eine eigene Funktionseinheit. Anders als HWS und LWS sind direkte Schmerzen an der BWS nicht so häufig. Umso größer ist daher die Bedeutung der einzelnen Brustwirbel bei den funktionellen Störungen innerer Organe und bei Schmerzen im Brustkorb und Bauchbereich. An der BWS ist eine Skoliose am leichtesten zu erkennen. Nicht nur an der Seitneigung der Wirbelsäule, sondern auch an einer fast immer parallel auftretenden Streckhaltung der oberen Brustwirbelsäule (1. bis 4. Brustwirbelkörper). Die Probleme können entweder in die HWS oder in die LWS verlagert sein. Ursache bleibt häufig trotzdem eine Skoliose (Seitneigung) der BWS. Vor allem, wenn einzelne Halswirbel sich immer wieder verschieben, obwohl sie mehrmals in die richtige Position gebracht wurden, liegt der Verdacht nahe, dass die Hauptursache in der BWS liegt.

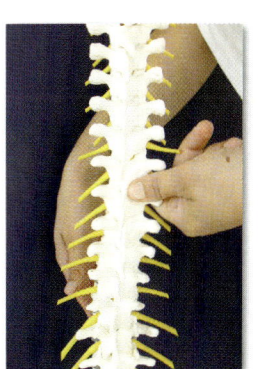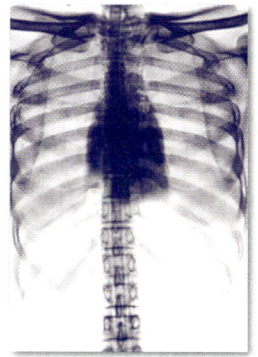

*Die Brustwirbelsäule*

### 1. Brustwirbel

V:   Unterarm, Handgelenke, Finger, Luftröhre, Finger

A:   Atembeschwerden, Asthma, chronischer Husten, Verschleimung, Atemnot, Unterarmschmerzen, Nervenkompression am Unterarm, Hand- und Fingerschmerzen

SHZ: Gleichgewichtszentrum

SUZ: Selbstwertgefühl

### 2. Brustwirbel

V:   Herz, Herzbeutel, Herzkranzgefäße

A:   Brustschmerzen, Herzkranzgefäßverengung durch Gefäßkrampf, funktionelle Herzbeschwerden, Pseudostenocardien, Tietze-Syndrom

SHZ: Empfindungszentrum

SUZ: Brechzentrum

### 3. Brustwirbel

V:   Brüste, Rippfell, Lungen, Bronchien, Brustkorb

A:   Infektneigung der Lunge, Bronchitis, Rippenfellentzündung

SHZ: Herzzentrum

SUZ: Temperaturempfinden

Zwischen 3. und 4. BW liegt 2 Querfinger seitlich des Wirbelsäulenkammes auf dem ersten Ast des Blasenmeridians der Akupunkturpunkt Blase 13, der Zustimmungspunkt (ZP) des Lungenmeridians (B13).

15

### 4. Brustwirbel

V: Gallenblase, Gallengänge
A: Gürtelrose, Gallenkoliken, funktionelle Krampfschmerzen im Oberbauch
SHZ: Bewegungszentrum
SUZ: Ernsthaftigkeit

Zwischen 4. und 5. BW liegt der ZP des Meridians Kreislauf – Sexualität (B14).

### 5. Brustwirbel

V: Leber, Solarplexus, Blut
A: Gelenkentzündung (Säure), Lebererkrankungen, Blutarmut, niedriger Blutdruck, Leberleiden
SHZ: Blutversorgung
SUZ: Zentrum des Denkens

Zwischen dem 5. und 6. BW liegt der ZP des Herzmeridians (B15).

### 6. Brustwirbel

V: Magen, Teile der Speiseröhre
A: Sodbrennen, Magengeschwür, Verdauungsstörungen, Zwerchfellbruch
SHZ: Sexualzentrum
SUZ: Kunstzentrum

### 7. Brustwirbel

V: Bauchspeicheldrüse, Zwölffingerdarm
A: Gastritis, Zwölffingerdarmgeschwür, Verdauungsstörungen, Blähungen
SHZ: Hörzentrum
SUZ: Kreativitätszentrum

### 8. Brustwirbel

V: Milz
A: Immunschwäche
SHZ: Unbewusstes Nervensystem
SUZ: Musikalisches Empfinden

### 9. Brustwirbel

V: Nebennieren
A: Allergien, Nesselausschläge, geschwollene Beine, Vollmondgesicht
SHZ: Sehzentrum
SUZ: Sprachzentrum

Zwischen dem 9. und 10. BW liegt der ZP des Lebermeridians (B18).

### 10. Brustwirbel

V: Nieren
A: Infektneigung des Harnsystems, Nierenkoliken, chronische Müdigkeit, Ödeme im Bindegewebe, Verkalkung, Neigung zur Übersäuerung
SHZ: Atmungsorgane
SUZ: Zentrum der Trauer

Zwischen dem 10. und 11. BW liegt der ZP des Gallenblasenmeridians (B19).

### 11. Brustwirbel

V: Harnleiter, Nierenbecken
A: Neigung zur Übersäuerung durch Nierenschwäche, unreine Haut, Akne, Ekzeme, Neigung zu Pilzerkrankungen
SHZ: Konzentrationszentrum
SUZ: Tapferkeit

Zwischen dem 11. und 12. BW liegt der Zustimmpungspunkt des Meridians Milz-Pankreas (B20).

## 12. Brustwirbel

V:   Dünndarm, Lymphsystem
A:   Morbus Crohn, unspezifische Darmentzündungen, Luftauf-stoßen, Blähungen
SHZ: Lymphsystem
SUZ: Nächstenliebe

Zwischen dem 12. Brustwirbel und 1. Lendenwirbel liegt der ZP des Magenmeridians (B21).

## Die Lendenwirbelsäule

Die 5 Lendenwirbel haben am meisten unter der Bürde zu leiden, dass sich der Mensch im Laufe der Evolution entschieden hat, aufrecht auf zwei Beinen zu gehen. Die Bandscheiben als „Beilagscheiben" (Unterlegscheiben) der Wirbelsäule leiden ebenfalls stark un-

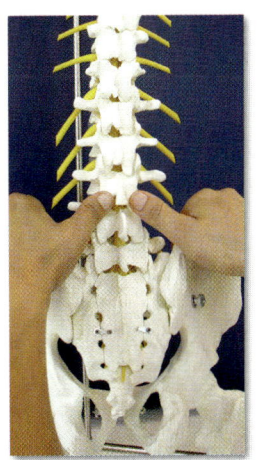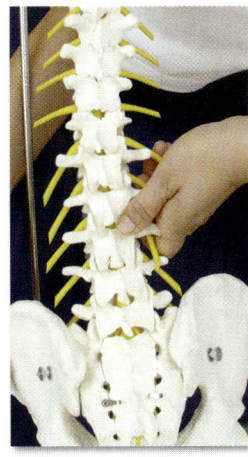

*Die Lendenwirbelsäule*

ter dieser Tatsache. Vor allem bei großen Menschen stellt die LWS eine echte Schwachstelle dar und kann manchen Patienten ins Elend stürzen. Gefürchtet sind seit Menschengedenken die Entzündung oder Einklemmung des Ischiasnervs. Bandscheibenvorfälle passieren am häufigsten im unteren LWS-Bereich (L4/L5 und L5/S1). Kreuzschmerz ist der meistgenannte Grund für Frühpension und Krankenstände. An der LWS und über dem Kreuzbein wütet oft die Übersäuerung mit Ablagerungen in der Muskulatur und im Bindegewebe. Die Beschwerden in der LWS benötigen eine genaue Kenntnis der funktionellen Zusammenhänge und der in Frage kommenden Erkrankungen. Nach meiner Erfahrung liegt die Möglichkeit einer Fehldiagnose im LWS-Bereich immer vor.

**17**

### 1. Lendenwirbel

V:   Dickdarm, Leistenpforte
A:   Colitis ulcerosa, funktionelle Verdauungsprobleme, Leistenschwäche, Bindegewebslockerungen
SHZ: Haut und Bindegewebe
SUZ: Phantastisches Traumzentrum

### 2. Lendenwirbel

V:   Blinddarm, Bauch, Oberschenkel vorne, Venen, Hüftgelenke
A:   Schmerzen im Unterbauch, Hüftschmerzen, Krämpfe, Venenschmerzen
SHZ: Gedächtnis
SUZ: Gutmütigkeit

Zwischen dem 2. und 3. LW liegt der ZP des Nierenmeridians (B23).

### 3. Lendenwirbel

V: Harnblase, Geschlechtsorgane, Gebärmutter, Knie
A: Menstruationsbeschwerden, Unfruchtbarkeit, sexuelle Unlust, Impotenz, Bettnässen, Knie-beschwerden, Blasenleiden
SHZ: Gelenke
SUZ: Optimismus

### 4. Lendenwirbel

V: Ischiasgebiet, Oberschenkel hinten, Lendenmuskulatur, Prostata
A: Rückenschmerzen, Hexenschuss, Ischias, Harninkontinenz, häufiges Harnlassen
SHZ: Erholung
SUZ: Wachstum

Zwischen dem 4. und 5. LW liegt der ZP des Dickdarmmeridians (B25).

### 5. Lendenwirbel

V: Unterschenkel, Sprunggelenk, Füße
A: Schwäche der Fußgewölbe, schlechte Beindurchblutung, geschwollene Beine, kalte Füße, Wadenkrämpfe, Schwäche in der Großzehe (bei Bandscheibenvor-fall)
SHZ: Zentralnervensystem
SUZ: Hoffnung

## Kreuzbein, Darmbein und Steißbein

In diesem Bereich, der das Ende der Wirbelsäule beherbergt, kann sich eine große Zahl von Erkrankungen finden, die heftigste Schmerzen auslösen können. Nur, weil im Kreuzbein die Wirbel zu einer Einheit zusammengewachsen sind, heißt das noch lange nicht, dass sich keine Fehlstellungen bilden können. Vor allem dem Bindegewebe über den Kreuzbeinlöchern kommt enorme diagnostische Bedeutung zu, da hier am Zustand des Bindegewebes eine Übersäuerung auch schon für Laien tastbar ist. Einerseits die meist schmerzhaften, aber verschieblichen Knötchen, andererseits das druckschmerzhafte Kreuzbein-Darmbein-Gelenk sind ein 100-%iges Indiz für eine Übersäuerung des Organismus und für Säureablagerungen in diesem Bereich. Die Beschwerden eines chronisch Kreuzleidenden sind oft durch eine Übersäuerung verursacht. Wenn diese nicht behoben wird, kann auch die beste Wirbelsäulentherapie auf Dauer nicht heilen. Über dem Kreuzbein ist diese am leichtesten zu erkennen.

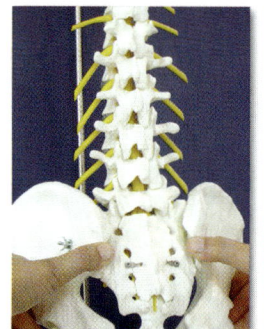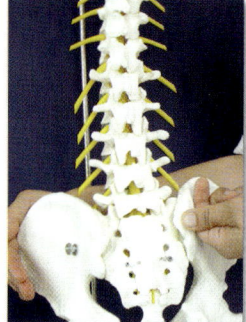

*Kreuzbein, Darmbein, Steißbein*

18

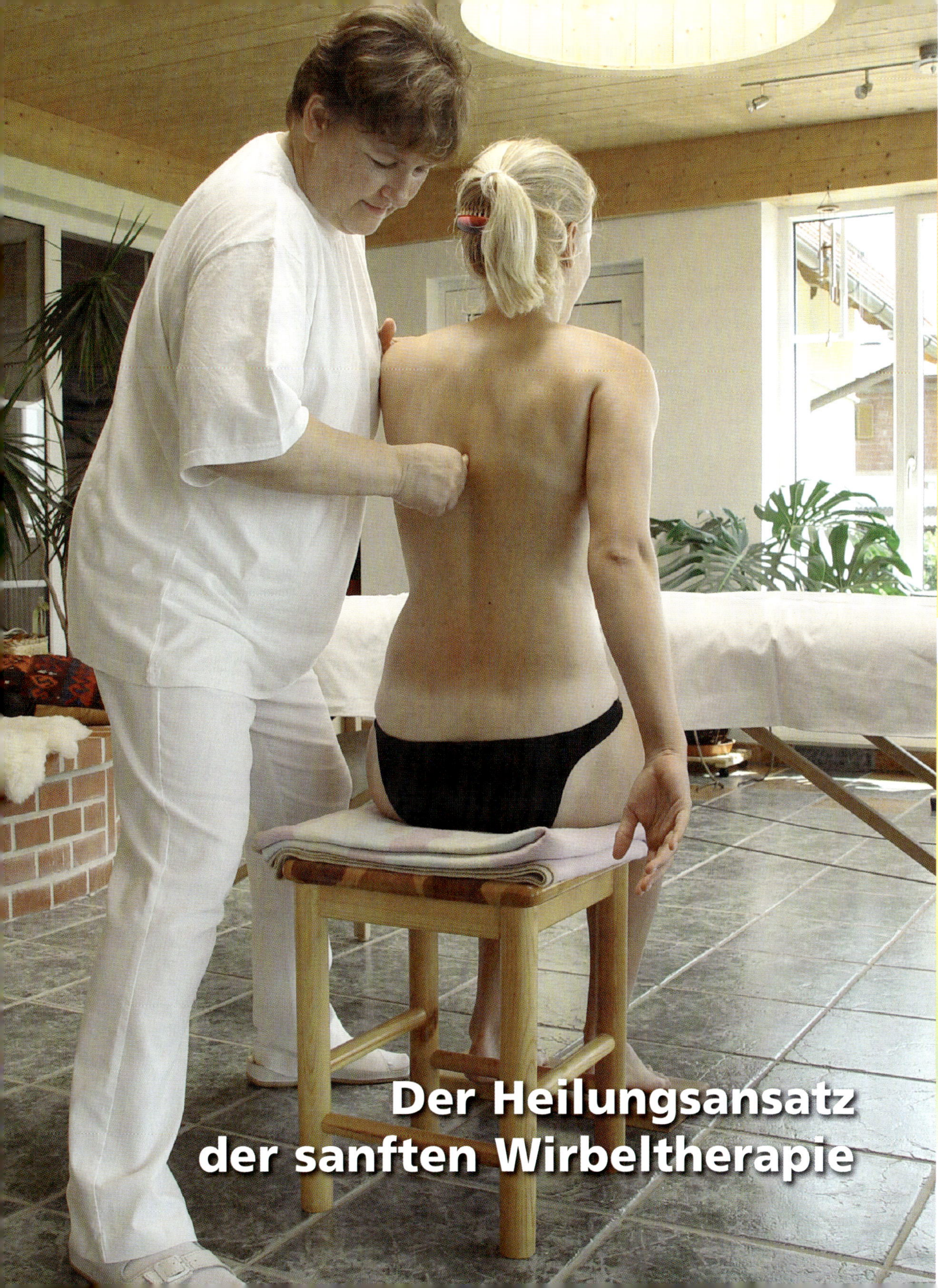

# Der Heilungsansatz
## der sanften Wirbeltherapie

# Der Heilungsansatz der sanften Wirbeltherapie

Der sanften Wirbelsäulentherapie liegt ein ganzheitliches Denksystem zugrunde, das Wirbelsäulenerkrankungen und die Folgen einer geschädigten Wirbelsäule nicht auf rein mechanische Ursachen zurückführt. Selbst wenn eine Bandscheibe mechanisch geschädigt wird und der Kern einen Vorfall produziert, gibt es eine Ursache für diese Schädigung. Wenn ein Wirbel abgenützt ist und Schmerzen hervorruft, gibt es eine Ursache für die Abnützung. Die Abnützung allein ist auch nicht Ursache für die Schmerzen.

Viele Patienten mit Abnützungen an der Wirbelsäule haben nicht die geringsten Beschwerden. Alte Knechte mit katastrophalen Röntgenbefunden und einer nahezu versteiften Wirbelsäule mit verwachsenen Zwischenwirbellöchern erfreuen sich besten Wohlbefindens. Andererseits gibt es Menschen um die 50 mit völlig unauffälligen Befunden, aber mit chronischen Schmerzen, die diese in die Depression trieben. Dazu kommt oft, dass diese Menschen zu Unrecht als Simulanten unter Druck gesetzt werden.

In der Medizin soll man nicht vergessen, dass es sich bei den Patienten um Individuen handelt. Dazu ist es unumgänglich, sich jedem Klienten mit offenen Augen und Ohren zu nähern und alle drei Möglichkeiten der Ursachen zu hinterfragen und zu überprüfen – mit den jeweils zur Verfügung stehenden Mitteln und Fähigkeiten. Dabei möchte ich betonen, dass eine vorherige herkömmliche Abklärung unumgänglich ist und dringend empfohlen wird. Auch wenn sich die schulmedizinische Diagnose nicht immer mit der naturheilkundlichen deckt, verfolgen doch beide das gleiche Ziel.

# 1. Körperlich-seelische Spannungen als Ursache für Wirbelsäulenbeschwerden

Im 20. Jahrhundert erkannte Sigmund Freud den großen Einfluss der Psyche und des Unterbewusstseins auf unser Wohlbefinden. In weiterer Folge konnte sich auch die Psychosomatik als anerkannte Methode positionieren. Dass auch die Wirbelsäule einem nicht unerheblichen Einfluss der Psyche unterliegt, zeigt sich im Volksmund:

- Den Kopf hängen lassen
- Ein Rückgrat besitzen
- Jemandem das Kreuz brechen
- Den Nacken steif halten
- Hartnäckigkeit
- Halsstarrigkeit
- Den Rücken stärken

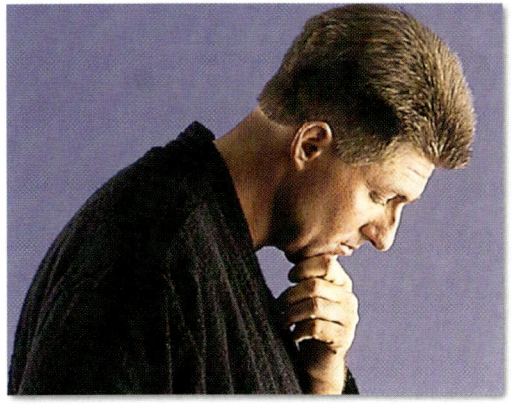

*Die Psyche hat großen Einfluss auf unser Rückgrat.*

Bei Kreuzschmerzen stoßen wir immer auf das Thema Überforderung und Überlastung. Die Patienten haben sich „das Kreuz beladen" und tragen an einer schweren psychischen Last – entweder durch Überforderung im Beruf, in der Familie oder einfach aus Energieschwäche.

Rückenschmerzen haben viel mit psychischen, aber auch körperlichen Belastungsfaktoren zu tun. Die Haltung unserer Wirbelsäule ist Ausdruck unserer psychischen Verfassung und damit sogar ein Kommunikationsmittel, um unserer Umwelt Signale zu senden. Erhobenen Hauptes geht man besser als mit eingezogenen Schultern und eingezogenem Kopf. Nicht nur Gefühle, sondern auch unsere geistige Haltung, unsere Einstellung zum Leben und unsere Denkweise machen sich im Aussehen unserer Wirbelsäule bemerkbar. Angst, Wut, Trauer, Kummer, Resignation, Schmerz und andere Emotionen werden von unserem Rücken aufgenommen und in Bewegung und Haltung dargestellt. Der Rücken wird somit zum Spiegel der körperlichen und seelischen Verfassung.

Ein eingezogener, gebückter Rücken ist meist Ausdruck einer Depression. Diese kann durch chronischen Rückenschmerz ausgelöst sein. Erst wenn das Wohlbefinden und die Schmerzfreiheit wieder hergestellt sind, wird auch die Depression weichen. Die Traurigkeit ist häufig ein schmerz- und leiderhaltender Faktor. Der Therapeut muss sich daher um das Wohlbefinden der Klienten bemühen und aufmunternd auf sie einwirken. Als Konsequenz für die sanfte Wirbeltherapie ergibt sich daher vor allem, dass auch einige energetische Behandlungselemente einfließen, die dem Wohlbefinden und der Öffnung des Organismus und auch der Persönlichkeit dienen.

Die Wirbelsäule in der Psychosomatik hat viel mit Aufrichten, Auflehnung, Autonomie und Beugung, Abhängigkeit und Streben nach Selbständigkeit zu tun.

In der HWS kommt zum Ausdruck, wenn uns etwas im Nacken sitzt und stark belastet. In weiterer Folge ist auch Angst ein Thema in der HWS. Halsstarrigkeit und Hartnäckigkeit deuten auf Kämpfernaturen hin.

Die BWS ist für die Identität zuständig. Hier haben alle Gedanken und Gefühle ihren Sitz, die mit Selbstwertgefühl, Mitleid, Stolz, Behauptung zu tun haben. Aber auch Freude, Liebe und Angst sind in der Brustwirbelsäule beheimatet. Das Herz als Organ des Lebens und des Ich muss nicht näher beschrieben werden.

Der LWS werden die ursprünglichen Triebe zugeordnet. Diese stehen mit dem Sicherheits- und Nahrungsbedürfnis in Zusammenhang. Beschwerden in der LWS können durch Unterdrückung von Ärger und Zorn ausgelöst werden, verbunden mit dem Bedürfnis nach Sicherheit und der Sicherung der Lebensgrundlagen.

Die Lebensführung hat einen immensen Einfluss auf die Wirbelsäule. Es ist daher nötig, den Klienten ihre eigene Rolle im therapeutischen Prozess klar vor Augen zu führen. In vielen Fällen ist ein Umdenken, Umstrukturieren und Ändern der Gewohnheiten, die Ausdruck äußerer Faktoren sind, unumgänglich. Klienten mit einer täglichen Arbeitszeit von 12 Stunden, 30 Zigaretten pro Tag, 20 kg Übergewicht und falscher Ernährung werden in ihrem Leben etwas ändern müssen, sonst droht der Kollaps – nicht nur der Wirbelsäule.

Genauso wie eine Übersäuerung unbedingt behoben werden muss, ist es eine Grundvoraussetzung für den Therapieerfolg, dass der leidende Patient zu einem ausgeglichenen und zufriedenen Menschen wird. Meist sind unsere Patienten völlig überlastet und benötigen als erste Maßnahme eine längere Ruhepause.

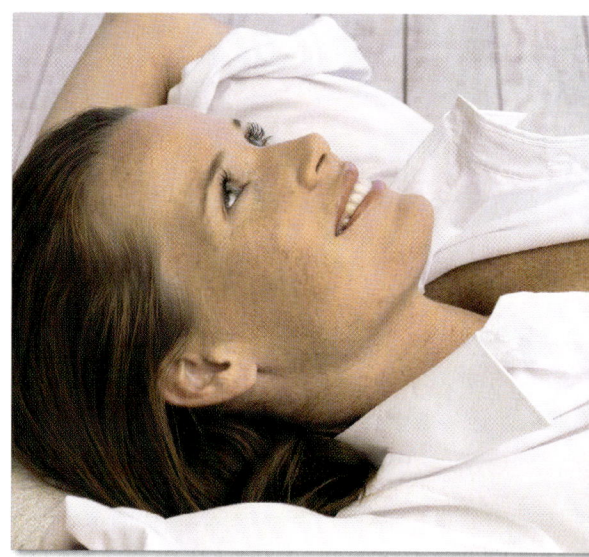

*Die 1. Maßnahme: Ruhe!*

# 2. Die Rolle der Übersäuerung als Krankmacher

In der Intensivmedizin nimmt der Säure-Basen-Haushalt eine zentrale und immense bedeutende Rolle bei der Therapie lebensbedrohender Erkrankungen ein. Auch bei den einfachen chemisch-physiologischen Regulationsmechanismen nimmt die Übersäuerung eine wichtige Stelle bei der Entstehung vieler Erkrankungen ein. Bei unzähligen akuten, aber auch chronischen Erkrankungen liegt eine Verschiebung der Stoffwechsellage in den sauren Bereich vor.

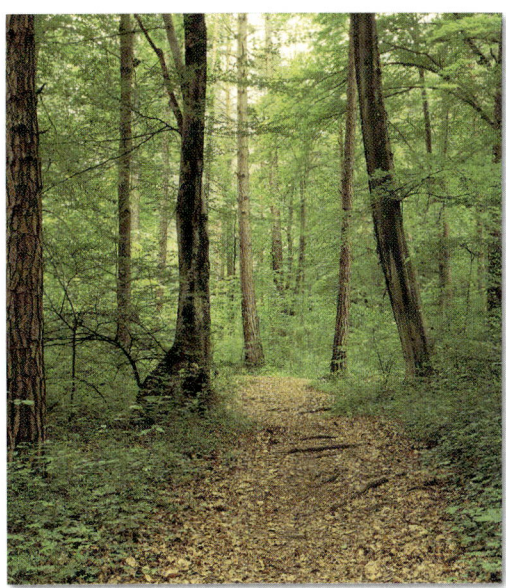

*Sauer belastet – unsere Umwelt und unseren Körper!*

Man muss sich nur die Problematik des sauren Regens vor Augen führen: Die Regierungen aller Länder geben jährlich Milliarden aus, um die Umwelt vor den Schädigungen durch die im Regen gelöste Säure zu schützen.

Dieses globale Problem der Übersäuerung spielt auch für unseren Organismus eine wichtige Rolle.
Die eindeutigsten Beispiele für schwere örtliche Übersäuerungen sind:

- Muskelkater – die Anhäufung von Milchsäure im überlasteten Muskel
- Gicht – die lokale Anhäufung von Harnsäure und deren Kristallen in einzelnen Gelenken
- Gastritis oder Sodbrennen – überschüssige Magensäure

Es gibt im Körper kein Organ, keine Funktionseinheit, ja nicht einmal eine einzelne Zelle, die nicht durch zu viel Säure geschädigt oder sogar zum Untergang gebracht werden kann. Meist gelingt es den Selbstregulationsmechanismen des menschlichen Organismus, die Säurekonzentration des Blutes konstant bei 7,4 zu halten. Dabei wird aber in einzelnen „Abteilungen" des Körpers zu viel Säure angehäuft. Das äußert sich vor allem durch schmerzhafte Ablage-

23

rungen im Bindegewebe. Diese werden auch Schlackenstoffe genannt und sind großteils Salze der in der Grundsubstanz angehäuften Säuren. Diese sind sowohl Anzeichen einer chronischen Schädigung wie auch Ursache vieler Beschwerden.

## So erkennt man Übersäuerung

Grundsätzlich ist bei fast jeder chronischen Erkrankung eine Übersäuerung im Spiel. Entweder als Auslöser der Symptome oder als Resultat von Zellschädigungen. Die häufigsten durch Übersäuerung ausgelösten Leiden sind:

1. Magen-Darm-Trakt: chronische und akute Gastritis, Darmpilz, Verstopfung, Verdauungsprobleme, Völlegefühl, Blähungen, Gallenprobleme
2. Muskel – Gelenke: Gicht (Harnsäure!!), Muskelkater (Milchsäure!!), Bandscheibenschäden, chronische und akute Kreuzschmerzen, Osteoporose, Cervicalsyndrom, Arthrosen, Weichteilrheuma

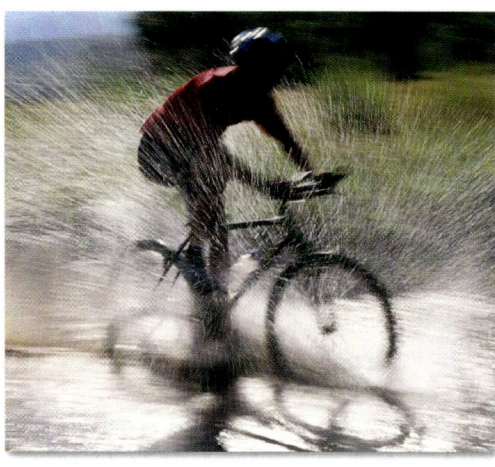

*Muskelkater = Übersäuerung*

3. Haut – Haare – Zähne: Haarausfall, brüchige Nägel, Karies, Parodontose, trockene Haut, Neurodermitis, Pilzerkrankungen, Akne bei Jugendlichen und Erwachsenen, unreine Haut, Zellulitis
4. Stoffwechselsystem: Übergewicht, Heißhungerattacken, plötzliches Verlangen nach Süßem, Zuckerkrankheit, Gewichtszunahme, Nierensteine, erhöhte Harnsäure
5. Gefäßsystem: Bluthochdruck, Schlaganfall, vorzeitige Verkalkung, Erkrankung der Herzkrankgefäße, Durchblutungsstörungen der Beine und Arme, Schwindel, Migräne, Herzinfarkt
6. Gesamtorganismus: Immunschwäche, chronische Schmerzzustände, Depressionen, Leistungsmangel, Nervosität, Stresssymptomatik, Übertraining bei Sportlern, vorzeitige Ermüdung

## Säure lässt sich nicht so einfach messen.

Jede Messung aus einer vorliegenden Körperflüssigkeit stellt nur eine Momentaufnahme in einem komplexen System dar. Daher sind genaue Messungen aus Blut, Urin oder Speichel nicht wirklich aussagekräftig für den tatsächlichen Zustand des Säure-Basen-Haushaltes. Die Teststreifen für den pH-Wert des Urins sind zwar hilfreich, den Säuregehalt des Harns zu messen, für den Gesamtorganismus des Menschen ist die Aussagekraft der Teststreifen nur beschränkt verwertbar. Sie sagen aber viel über die Belastung der Nieren durch Säure aus. Der pH-Wert des Harns zeigt die über die Niere ausgeschiedene Säure an. Besonders entscheidend ist der Zustand

24

des Bindegewebes, der sich für den erfahrenen Diagnostiker als besonders wichtig darstellt. So kann bereits aus dem Tastbefund des Bindegewebes über dem Kreuzbein (Gewebsverhärtungen) auf eine allgemeine Übersäuerung geschlossen werden. Ebenfalls eine sehr gute Beurteilung kann über Farbe und Zustand der Haut sowie der Zunge erfolgen.

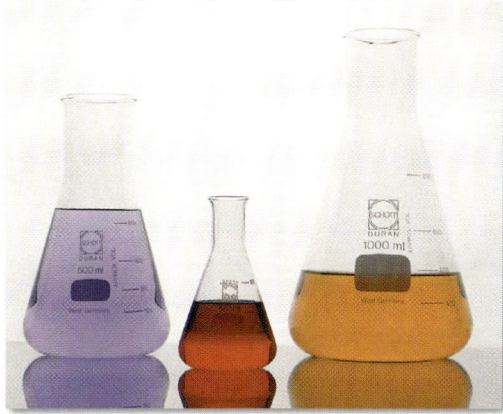

*Verschiedene Körperflüssigkeiten brauchen unterschiedliche pH-Werte für ihre optimale Funktion.*

Bei einer Vielzahl von Erkrankungen kann schon aus der Vorgeschichte auf eine Übersäuerung geschlossen werden, z. B. bei jahrelang immer wieder auftretenden Kreuzbeschwerden.

### Typische äußerliche Übersäuerungszeichen sind:

• steife Wirbelsäule
• unbewegliche Körperdynamik
• faltige Haut
• geschwollene Augen
• chronische Schmerzen

• Ablagerungen im Bindegewebe
• Leistungsschwäche
• großer Bauch (auch Damenbäuchlein)
• hohes Körperfett
• fassförmiger Rumpf
• dünne Beine

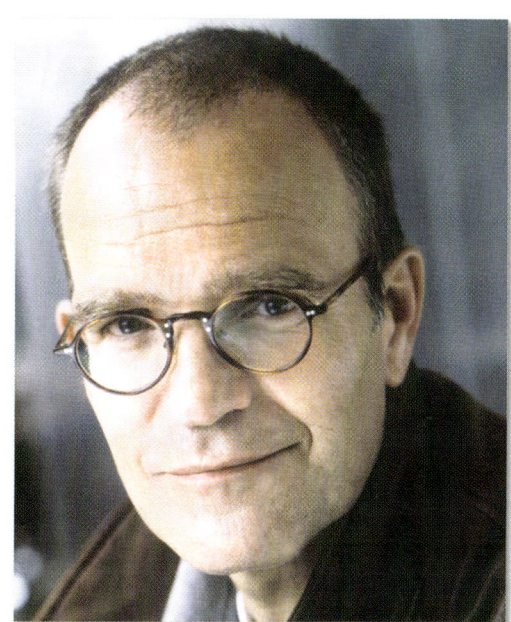

*Faltige Haut ist Zeichen für eine Übersäuerung des Körpers.*

• Hautveränderungen
• Völlegefühl
• Verdauungsstörungen

### So bildet der Körper überschüssige Säure

Wir haben eine Vielzahl an Möglichkeiten, wie zu viel Säure im Körper anfluten kann. Hier soll nicht auf die biochemischen Ursachen eingegangen werden, sondern auf die Ursachen, die in der Lebensführung liegen.

**Säureanflutung entsteht durch:**

- Übergewicht und Bewegungsmangel
- Suchtgifte wie Alkohol, Nikotin und Koffein

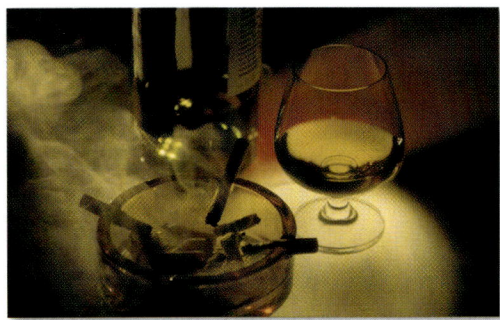

*Alkohol, Nikotin und Koffein übersäuern den Körper.*

- Übergenuss an Zucker
- chronische Darmgärung durch Ernährungsfehler (was, wann, wie viel)
- zu geringe Flüssigkeitszufuhr
- körperlichen oder psychischen Stress
- Überernährung mit tierischem Eiweiß
- Basenmangel in der Ernährung
- Nebenwirkung mancher Medikamente
- Überanstrengung oder falsches körperliches Training
- Zellschädigung durch Sauerstoffmangel

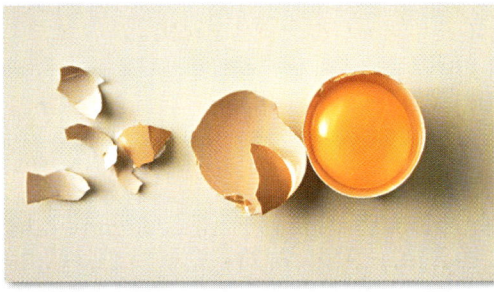

*Zu viel Eiweiß begünstigt die Übersäuerung.*

- Störung der Säureausscheidungsvorgänge
- Giftstoffe (z. B. Schwermetalle)
- Infektionskrankheiten mit Fieber
- mangelnde Nierenfunktion
- Stoffwechselerkrankungen, z. B. Zuckerkrankheit

u. v. m.

Nur einer dieser nicht vollständig angeführten Auslöser kann schon zu einer Verschiebung des Säure-Basen-Gleichgewichtes in den sauren Bereich führen. Die Säureattacken können auch immer wieder von Neuem gegen unseren Körper gerichtet sein. Das Wissen um die Zusammenhänge von Säure und Krankheit kann vieles bereits im Ansatz verhüten.

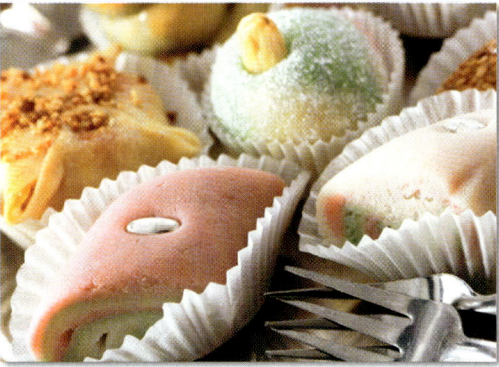

*Süßes macht sauer.*

## Was kann man dagegen tun?

Wenn eine Übersäuerung durch einen Kundigen oder durch Selbstdiagnose festgestellt wurde, sind einige wichtige Grundregeln einzuhalten, um schon bestehende Schäden zu beheben und auch weitere Schäden zu vermeiden. Die Erfahrung zeigt, dass die Ursachenbehebung einer Erkrankung der wichtigste

Schritt zur Heilung ist. Die meisten Therapiemethoden versagen, wenn es nicht zur Neutralisation überschüssiger Säuren kommt. Hierfür ist meist die gezielte Zufuhr bestimmter Basenstoffe nötig. Aber auch eine Änderung des Lebensstils ist bei nahezu allen Patienten der Heilung dienlich.

**Einige Grundregeln müssen eingehalten werden:**

1. Genügend Flüssigkeit: Im Durchschnitt sollen zwischen 2,5 und 4 Liter hochwertiges Trinkwasser getrunken werden – abhängig von Gewicht und Größe. Einmal am Tag sollte der Harn fast klar wie Wasser sein. Vermeiden von Natrium (Kochsalz!).
2. Umstellung der Ernährung: Möglichst wenig Schweinefleisch, wenig Fett, wenig Zucker. Einhalten von bestimmten Essenszeiten (z. B. abends vor dem Schlafengehen kein Obst). Gutes Kauen der Nahrungsmittel, die möglichst hochwertig sein müssen.

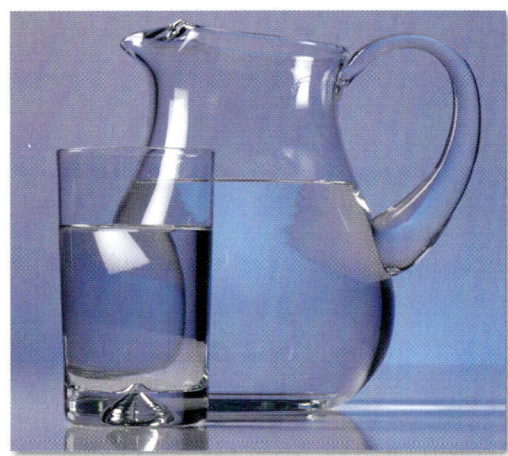

*Viel trinken schützt vor Übersäuerung.*

3. Kein exzessiver Genuss von Alkohol, Nikotin oder Koffein.
4. Viel Bewegung und leichtes körperliches Training: Keine zu starke Belastung! Lieber länger spazieren gehen als kürzer laufen.
5. Stressreduktion – sowohl körperlich als auch psychisch.
6. Wenn schon „gesündigt" wird, sofortige Kompensation durch Zufuhr basischer Stoffe.
7. Zweimal pro Woche ordentlich schwitzen – am besten in einem Basenbad.
8. Alles tun, was das Wohlbefinden steigert.
9. Das Wissen um den Säure-Basen-Haushalt auch anwenden.

**Basenpulver natriumfrei – selenhaltig – darmreinigend hilft bei Übersäuerung.**

Dieses Basenpulver wurde vom Arzt Dr. med. Wolfgang Auer in Zusammenarbeit mit dem Apotheker Mag. pharm. Helmut Reidlinger entwickelt. Die Herstellung erfolgt aus ausgesuchten Rohstoffen und unter permanenter pharmazeutischer Kontrolle. Es besteht aus basisch wirkenden Substanzen, wobei auf eine ganzheitsmedizinische Zusammensetzung geachtet wurde. Wichtig ist vor allem, dass das Basenpulver völlig natriumfrei ist. Kochsalz belastet die Nieren. Daher wird die Ausscheidungsfunktion über die Niere nicht gestört. Es kann selbst von Nierengeschwächten, Schwangeren und sehr alten Menschen eingenommen werden. Ein Nachteil durch die Zusammensetzung liegt im Geschmack, da nahezu alle anderen Basenpräparate wegen des angenehmen Geschmacks mit

27

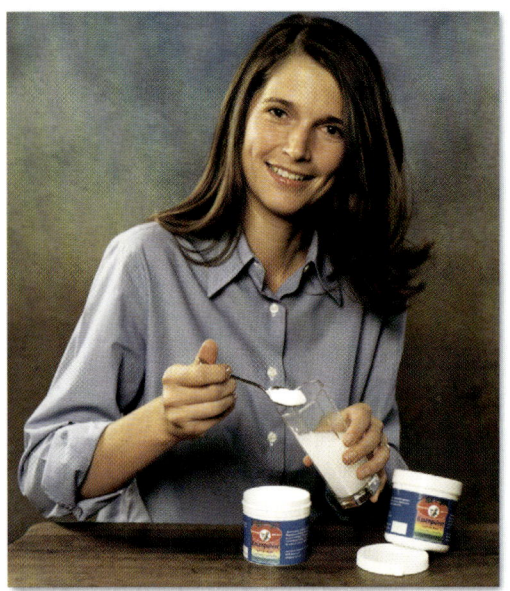

*Das natriumfreie Basenpulver neutralisiert überschüssige Säure.*

Natrium hergestellt werden. Es wurde aber bewusst auf die Zugabe von künstlichen Geschmacksverstärkern verzichtet, um nicht die Wirkung des Basenpulvers abzuschwächen.
Zusätzlich ist auch Selen in Chelatform beigemengt, da ca. 80 % der Bevölkerung nicht genügend von diesem Spurenelement zu sich nehmen.

Die lösliche Pulverform wurde gewählt, weil

- gelöste basische Mineralstoffe besser aufgenommen werden

- gelöstes Basenpulver ein Sättigungsgefühl hervorruft

- überschüssige Säure im Magen besser neutralisiert wird

**Die Anwendung ist ganz einfach:**

Bei der Erstanwendung zur akuten Neutralisation wird mindestens 14 Tage lang 3-mal täglich ein gehäufter Teelöffel Basenpulver in einem 1/8 l Wasser gelöst und nach dem Essen schluckweise getrunken. Anschließend wird je nach Beschwerdebild oder Behandlungsziel das natriumfreie Basenpulver ein- bis zweimal täglich eingenommen.

Zur Vorbeugung von Gastritis oder Sodbrennen kann man jederzeit ein bis zwei Teelöffel gelöst auch in mehr Flüssigkeit zu sich nehmen. Ebenso verfährt man bei zu üppigem Essen oder Trinken (vor allem Weißwein, Bier und Sekt) zur Neutralisation. Sonst beachten Sie die Empfehlungen.
Beim Wunsch nach Gewichtsreduktion nimmt man das natriumfreie Basenpulver 15 Minuten vor dem Essen (siehe auch: Basenpulver und Übergewicht).

Zur vorbeugenden Neutralisation des täglichen Säureüberschusses wird ein gehäufter Teelöffel gelöst und nach der Hauptmahlzeit (hoffentlich mittags) eingenommen.

Bei rheumatischen und Wirbelsäulenbeschwerden: Ungefähr 14 Tage wird das Basenpulver 2- bis 3-mal täglich eingenommen. Je nach Übersäuerungsgrad genügt dann eine ein- bis zweimalige Erhaltungsdosis täglich, um die Hauptursache des Rheumas, die Übersäuerung, zu bekämpfen. Die Ausscheidung von jahrelang angehäuften Säure- und Schlackendepots kann sogar mehrere Monate dauern.

28

Nebenwirkungen sind bis heute nicht bekannt. Selbst Schwangere können das natriumfreie Basenpulver bedenkenlos einnehmen. Gerade im letzten Schwangerschaftsdrittel leiden viele Frauen an Sodbrennen, dürfen aber herkömmliche Medikamente nicht einnehmen.

Bei starker Verkotung des Dickdarms tritt in der ersten Anwendungswoche eine vermehrte Darmtätigkeit auf, die den Darm reinigt. Das wird manchmal als Durchfall wahrgenommen, dient aber lediglich der Reinigung des Verdauungstraktes und somit dem Wohlbefinden des gesamten Organismus.

# Sanfte Wirbeltherapie und Basenpulver

Zu einem hohen Prozentsatz sind viele Erkrankungen im Bereich der Wirbelsäule von einem mehr oder weniger starken Übersäuerungszustand begleitet. So lange dieser nicht beseitigt ist, kommen die Leiden trotz aller Behandlungen immer wieder. So wird von der Österreichischen Gesellschaft für Dorn-Breuss-Therapie das natriumfreie Basenpulver bei allen Behandlungen mit Übersäuerungsursache begleitend zu den Therapien empfohlen. Verschiedene Studien haben ergeben, dass eine kombinierte Behandlung von Dorn-Breuss-Massage und Basentherapie einen signifikant höheren Behandlungserfolg zeigt. Bei der Kombinationstherapie sollte so lange entsäuert werden, bis die typischen Übersäuerungszeichen wie unreine Haut, Bindegewebsverquellungen, chronische Schmerzen, Lidschwellungen, Augenrin-

ge u. v. m. verschwunden sind. Ein erfahrener Therapeut erkennt oft schon nach kurzer Zeit eine deutliche Veränderung vor allem des Bindegewebszustandes im Tastbefund. Einer Heilung bzw. Linderung der Beschwerden steht dann nichts mehr im Wege!

## Übersäuerung und rheumatische Beschwerden

In langjähriger Erfahrung bei der Behandlung rheumatischer Erkrankungen zeigt sich eine alte medizinische Weisheit bestätigt:

> Wenn die Ursache für ein Leiden nicht behoben ist, dann führt auch jegliche Form der Behandlung auf Dauer nicht zum Erfolg. Man kann kurzfristig Leiden lindern, aber heilen kann man nur, wenn auch die Ursache bekämpft ist.

Eine Hauptursache sowohl von Wirbelsäulenleiden als auch Gelenkleiden liegt in der Übersäuerung. Das krasseste und schmerzhafteste Beispiel ist der akute Gichtanfall, bei dem sich Harnsäure meist im Großzehengrundgelenk absetzt, aber auch jedes andere Gelenk befallen kann. Die Säure verbrennt im „heftigen Feuer der Entzündung". Natürlich lässt sich jeder Gichtleidende mit einer Injektion oder mit einem Medikament helfen. Aber die Ursache bleibt trotzdem die Übersäuerung.

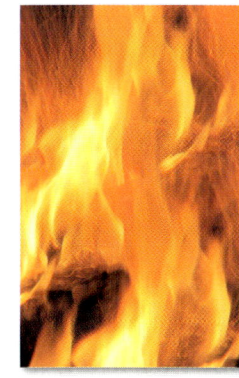

*Entzündungsfeuer – entfacht durch Übersäuerung.*

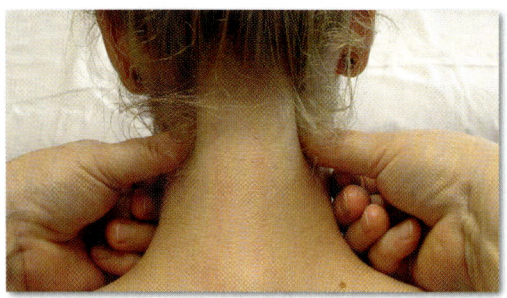

*Im Nacken lassen sich Säure-Ablagerungen leicht tasten.*

Bei Gelenkrheuma und chronischen Wirbelsäulenbeschwerden brennt dieses „Säurefeuer" zwar nicht so heftig, aber dafür manchmal jahrelang. Die meisten Antirheumatika sind „Säuren" im weiteren Sinn. Auch hier ist eine Ursachenbekämpfung unerlässlich. Letztlich zeigt sich auch bei den vielen unterschiedlichen Wirbelsäulenerkrankungen von der Halswirbelsäule bis zur Lendenwirbelsäule und dem Kreuzbein, dass die meisten Therapieformen auf Dauer nicht wirklich helfen, wenn die Übersäuerung als Ursache nicht bekämpft wird.

Gerade in der Muskulatur des oberen Rückens und des Nackens lassen sich die Ablagerungen der Salze verschiedener Säuren tasten, über dem Kreuzbein spürt man ebenfalls leicht diese „Knoten". Nach Diätfehlern (meist zu üppiges Essen oder Trinken) spüren viele gleich darauf die Strafe dafür im Kreuz oder in jedem anderen Gelenk. Oft geht die Kombination Übergewicht, Übersäuerung und Gelenkprobleme eine den Organismus stark belastende Einheit ein.

Durch die unterschiedlichen Arten der Säureentstehung kann der Organismus so heftig durch überschüssige Säuren geschädigt werden, dass diese oft jah-

relange Leiden verursachen. Hier muss die Entsäuerung langfristig erfolgen, da sich oft große Depots im Körper angesammelt haben und der Abbau lange dauert.

Bei rheumatischen Erkrankungen ist die Übersäuerung meist chronisch. Eine zufrieden stellende Linderung der Beschwerden stellt sich erst nach längerer Zeit ein. Besonders gut messbar ist der Erfolg in der Abnahme des Verbrauchs von Anti-Rheuma-Medikamenten. Ungefähr 2 Wochen wird das natriumfreie Basenpulver 2- bis 3-mal täglich eingenommen, anschließend genügt je nach Übersäuerungsgrad eine ein- bis zweimalige tägliche Einnahme als Erhaltungsdosis. Es empfiehlt sich eine eiweiß- und salzarme Diät.

## Übersäuerung und Übergewicht

An einem Beispiel lässt sich der Zusammenhang von Übergewicht und Übersäuerung eindeutig darstellen:

Eine etwas rundliche Patientin berichtete, dass sie das natriumfreie Basenpulver 15 Minuten vor dem Essen eingenom-

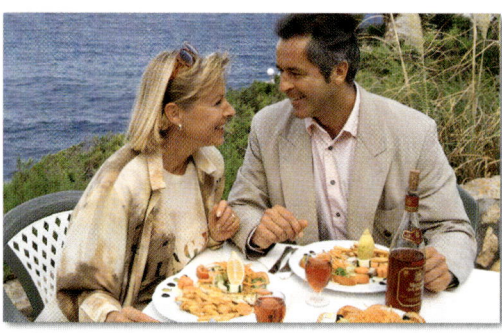

*Nach üppigem Essen folgt die Strafe auf dem Fuß: Kreuzschmerzen!*

men und dann viel Wasser getrunken habe. Das habe sie irrtümlich gemacht, weil sie die Einnahmeempfehlung des Basenpulvers falsch verstanden habe. Sie habe dann bemerkt, dass sie beim Essen keinen großen Hunger mehr verspürt habe und ihre übliche Menügröße nicht mehr essen konnte. Auch bei Heißhungerattacken habe sie Basenpulver eingenommen und diese konnten ohne große Nahrungszufuhr bewältigt werden. Mit dieser Methode hat sie letztendlich ca. 10 kg abgenommen.

**Der physiologische Hintergrund stellt sich wie folgt dar:**

Wenn wir mit dem Auge oder über den Geruchssinn „Nahrung" aufnehmen, meldet das Gehirn an alle Organe, dass bald Essen kommt und sie sich darauf vorbereiten müssen (Galle, Leber, Bauchspeicheldrüse, Magen). Der Magen z. B. erhält den Befehl, Magensäure zu produzieren. Über so genannte Rückkoppelungswege meldet der Magen an das Gehirn, er habe genug Säure produziert und dieses solle über ein starkes Hungergefühl den Organismus dazu bringen, schnell etwas zu essen, da die überschüssige Säure sonst der Magenschleimhaut schaden kann (Säuregastritis).

**Am stärksten ist diese Kette an einer Tafel Schokolade erkennbar:**

80 % der Personen nehmen sich vor, nur ein Stück zu essen, und wollen

dann aufhören. Durch die starke Säureproduktion nach dem ersten Stück stellt sich aber meist ein starkes Heißhungergefühl ein, das kaum beherrschbar ist – und schon ist die Tafel Schokolade aufgegessen. Das Basenpulver unterbricht diese Kette und führt zu einem geringeren Hungergefühl und in weiterer Folge zur Gewichtsreduktion. Allein durch Entschlackung und Entsalzung des Körpers gehen sofort einige Kilogramm Körpergewicht verloren. Die Fettverbrennung benötigt aber etwas länger Zeit, hält dafür aber auch an, da die Ursache des Übergewichts bekämpft wird. Wenn auch noch einige Regeln eingehalten werden, kann mit einer Dose Basenpulver ca. ein Kilogramm Fett abgebaut werden.

**31**

**Folgende Regeln sollten bei dem Wunsch nach Gewichtsabnahme eingehalten werden:**

- Kein Alkohol
- Trinken Sie viel Wasser
- Keine zuckerhaltigen Getränke
- Kauen Sie jeden Bissen zu Brei
- Essen Sie langsam
- Wenig Fett
- Ausreichend Bewegung, nicht zu schnell
- Wenig tierisches Eiweiß
- Meiden Sie ölige und cremige Nahrungsmittel
  - Wenig Soßen
  - Keine Fertiggerichte
  - Wenig Salz

Wenn Sie diese Regeln einhalten, potenziert sich die fettreduzierende Wirkung des Basenpulvers.

**So nimmt man das natriumfreie Basenpulver bei Wunsch nach Gewichtsreduktion ein:**

15 Minuten vor jedem Essen trinkt man einen Teelöffel Basenpulver in einem 1/8 l Wasser gelöst. Dann trinkt man 1/2 l Wasser verteilt auf eine Viertelstunde. Man hat dann automatisch weniger Hunger und wird auch nicht mehr von Heißhungerattacken überfallen, die oft eine unbeherrschbare Esslust auslösen und häufig der Grund für Übergewicht sind.

Wenn man sich dennoch – vor allem in der ersten Woche – der Esssünde hingibt, soll man vorher und nachher Basenpulver trinken. Die Häufigkeit der Esssünden wird automatisch sinken.

Trinken Sie das natriumfreie Basenpulver nur in kleinen Schlucken, da sonst die Darmtätigkeit zu sehr angeregt werden kann. Durch regelmäßige Einnahme von

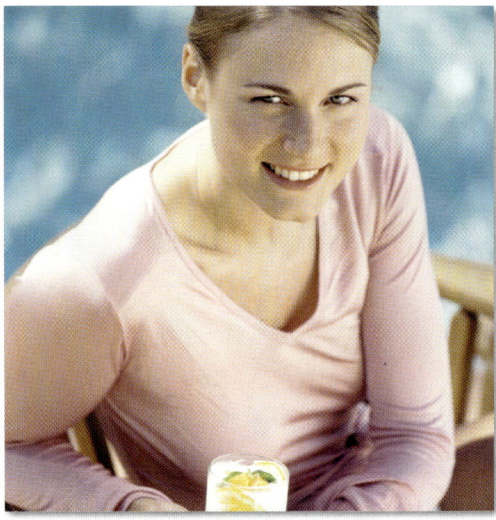

*Das Basenpulver vor dem Essen trinken und schon purzeln die Kilos.*

Basenpulver verkürzt sich auch die Darmdurchgangszeit der Nahrung und es werden die Kotablagerungsstätten im Dickdarm geleert. Das bei Übergewicht so häufige Völlegefühl – und damit das so genannte Damenbäuchlein verschwinden.

Das natriumfreie Basenpulver ist kein Gewichtsreduktionsmittel im üblichen Sinn, aber es behebt die häufigste Ursache von Übergewicht – Übersäuerung!

## Entsäuerung über die Haut

Um die allgemeine Entsäuerung über den herkömmlichen Stoffwechsel zu unterstützen, besteht die Möglichkeit, den Säure-Basen-Austausch der Haut zu aktivieren. Besonders wichtig ist dabei auch, auf eine ausreichende Flüssigkeitszufuhr zu achten. Eine sanfte Wirbeltherapie abends mit einem Basenbad abzurunden, optimiert den Effekt der Behandlung. Der Säure-Basen-Austausch wird einerseits durch die Salzausscheidung mit gezieltem Schwitzen andererseits durch das Anbieten basischer Salze im Badewasser verbessert. Nicht der basische pH-Wert des Badewassers ist entscheidend für den Säure-Basen-Austausch, sondern die richtige Zusammensetzung des Badezusatzes.

Ein weiterer Faktor ist die Hautverträglichkeit. Reines Speisesoda z. B. ist nicht optimal hautverträglich. In vielen – auch praktischen – Versuchen kam man zu dem Ergebnis, dass als Basis für ein Basenbad nur speziell basisches und natürliches Meersalz in Frage kommt. Der optimale Effekt für die Haut versteht sich von selbst.

Neben einer gründlichen Entsäuerung verschafft das Basenbad auf Meersalzbasis Gesundheit, Lebensfreude, Vitalität und Fitness. Das warme Wasser fördert die Durchblutung, entspannt die Muskulatur, wirkt krampflösend und steigert das allgemeine Wohlbefinden des menschlichen Organismus. Es verschafft Ruhe und Ausgleich.

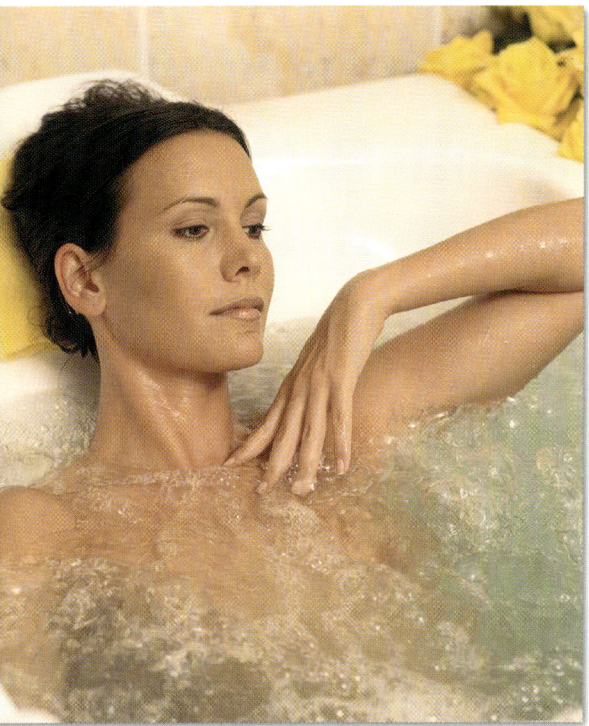

*Ein Basenbad schafft Wohlbefinden.*

Auch dieses Wohlbefinden soll Teil der sanften Wirbeltherapie sein. Die körperlich-seelischen Spannungen zu beseitigen, ist der Schlüssel des Erfolgs. Dafür sind die Anregung des Stoffwechsels und die positive Beeinflussung des vegetativen Nervensystems eine angenehme Zusatzerscheinung. Das Basenbad auf Meersalzbasis wird bei körperlichen und seelischen Anspannungen, bei vegetativer Übererregbarkeit, körperlichem und seelischem Stress und allgemeiner Erschöpfung angewandt.

Ein warmes basisches Vollbad führt zur Weitstellung der Hautgefäße und steigert die erwünschte Schweißsekretion. Angenehme Folgen zeigt es bei Abnützungserscheinungen der großen Gelenke (Schultern, Ellbogen, Hüften, Knie), aber auch bei Schmerzen in kleinen Gelenken (Hände, Finger, Fußgelenke, Zehen), bei diversen Wirbelsäulenproblemen, Erkältungskrankheiten, Tonuserhöhung, Verkrampfung und Verspannung der Muskulatur. Als therapeutisches Ziel steht die Lösung der Salze der Säuren in Bindegewebe und Muskulatur im Vordergrund. Ein angenehmes Basenbad ist wie eine Kurzentspannung im Alltag.

**Die Grundregeln der Badetherapie:**

1. Auf einen ungestörten Ablauf achten.
2. Die Wassertemperatur soll 35 – 38 °C betragen.
3. In den ersten 10 Minuten heißes Wasser dazulaufen lassen.
4. Im Badezimmer soll es angenehm warm sein.
5. Die Badezeit beträgt maximal 20 Minuten.
6. Nach dem Bad die Haut zart abtrocknen.
7. Eine Ruhezeit von 30 Minuten ist zweckmäßig.
8. Nachschwitzen ist erwünscht.

## Fehlstellungen von Wirbeln und Gelenken

Eine große Anzahl von Erkrankungen hat seine Ursache in der Wirbelsäule. An dieser Stelle soll nicht die Pathologie der Wirbelsäule isoliert ausgeführt werden, sondern vor allem auf den Ablauf der sanften Wirbeltherapie eingegangen werden. Die Übungen, die dem Patienten gezeigt werden und von diesem gut erlernt werden müssen, werden aufgezeigt und standardisiert. Sie sind als Vorbeugung unerlässlich. Das therapeutische Wunschziel ist der beschwerde- und schmerzfreie Patient, der auf

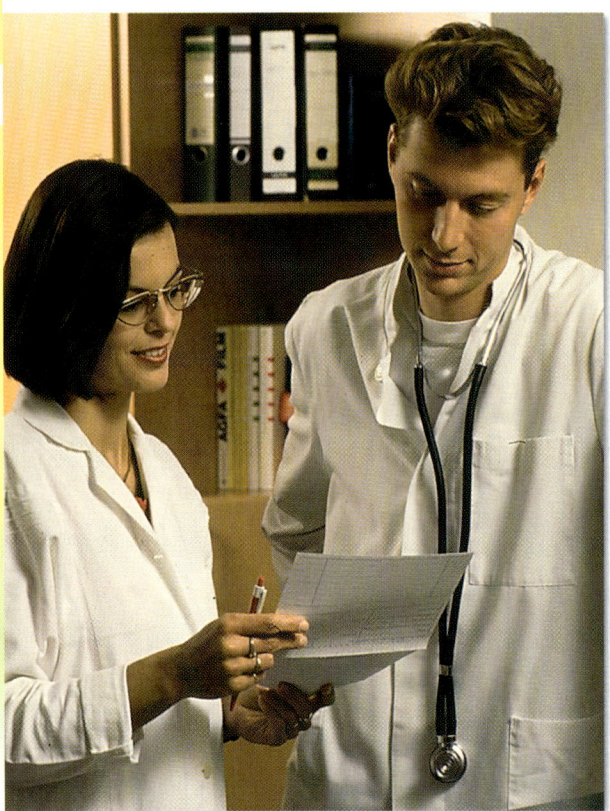

seine Wirbelsäule achtet und sein Gesundheitsbewusstsein hochhält. Dazu gehören gesunde Ernährung, schonende Lebensweise, regelmäßige aktive körperliche Bewegung. Man muss um die Zusammenhänge nicht nur theoretisch Bescheid wissen, sondern soll sie auch praktisch anwenden.

Ein- bis zweimal im Jahr bekomme auch ich leichte Wirbelsäulenbeschwerden – entweder durch zu lange Autofahrten, Fehlernährung oder zu starke Belastung. Es gibt viele verschiedene Gründe. Durch die Anwendung der sanften Wirbeltherapie sind diese Probleme meist in kürzester Zeit verschwunden. Die Gelegenheit, bei Prüfungen unserer Therapeuten selbst behandelt zu werden, nehme ich gerne und regelmäßig wahr. Dazu kommt noch die eigene Erfahrung als Patient, um die Methode weiterentwickeln zu können. Aber auch der regelmäßige Kontakt zu den geprüften Therapeuten ist wichtig für die Weiterentwicklung der sanften Wirbeltherapie. Es kommen ständig neue Erkenntnisse hinzu, die in die zukünftige Arbeit einfließen.

Wenn Therapeuten unsicher sind oder in ihrer naturheilkundigen Diagnose nicht absolute Klarheit besitzen, besteht für sie die Möglichkeit, die Patienten entweder mir selbst oder einigen ausgebildeten Ärzten vorzustellen. Gerade diese Patienten bieten uns die Gelegenheit, in der Forschung weiterzukommen. Nicht der einfache Patient, der sofort geheilt ist, lässt uns lernen und Erfahrung sammeln, der komplizierte Fall, der uns bis an unsere therapeutischen Grenzen herausfordert, lässt uns in unserem Denken und Handeln weiterkommen.

Wenn sich der Therapeut an die Grundregeln der sanften Wirbeltherapie hält, stellt sich der Erfolg von selbst ein. Wir blicken auf den Erfolg bei vielen Menschen zurück, die von ihren Schmerzen befreit werden konnten. Aber ohne die aktive Mitarbeit der Patienten lässt sich auf Dauer kein bleibender Erfolg erzielen. Die sanfte Wirbeltherapie soll auch nicht als einmaliges Geschehen verstanden werden, sondern als dynamischer Prozess, der permanent am Patienten Vorgänge aktiviert, um die Selbstheilungskräfte des Organismus zu stärken.

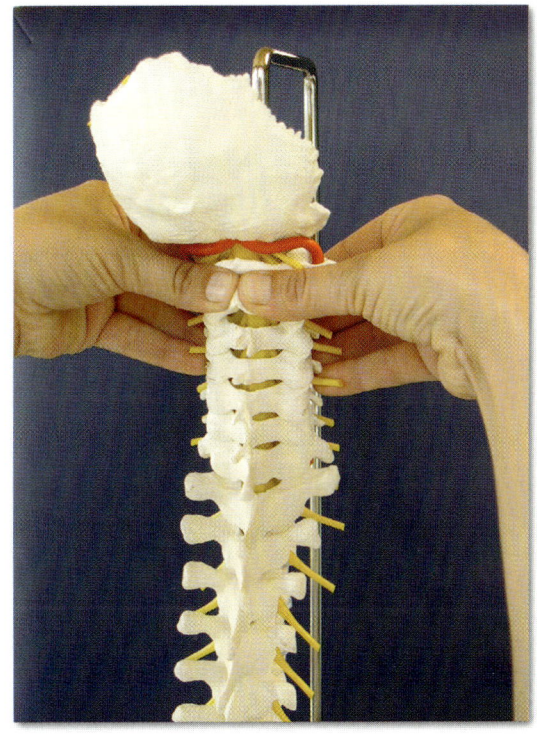

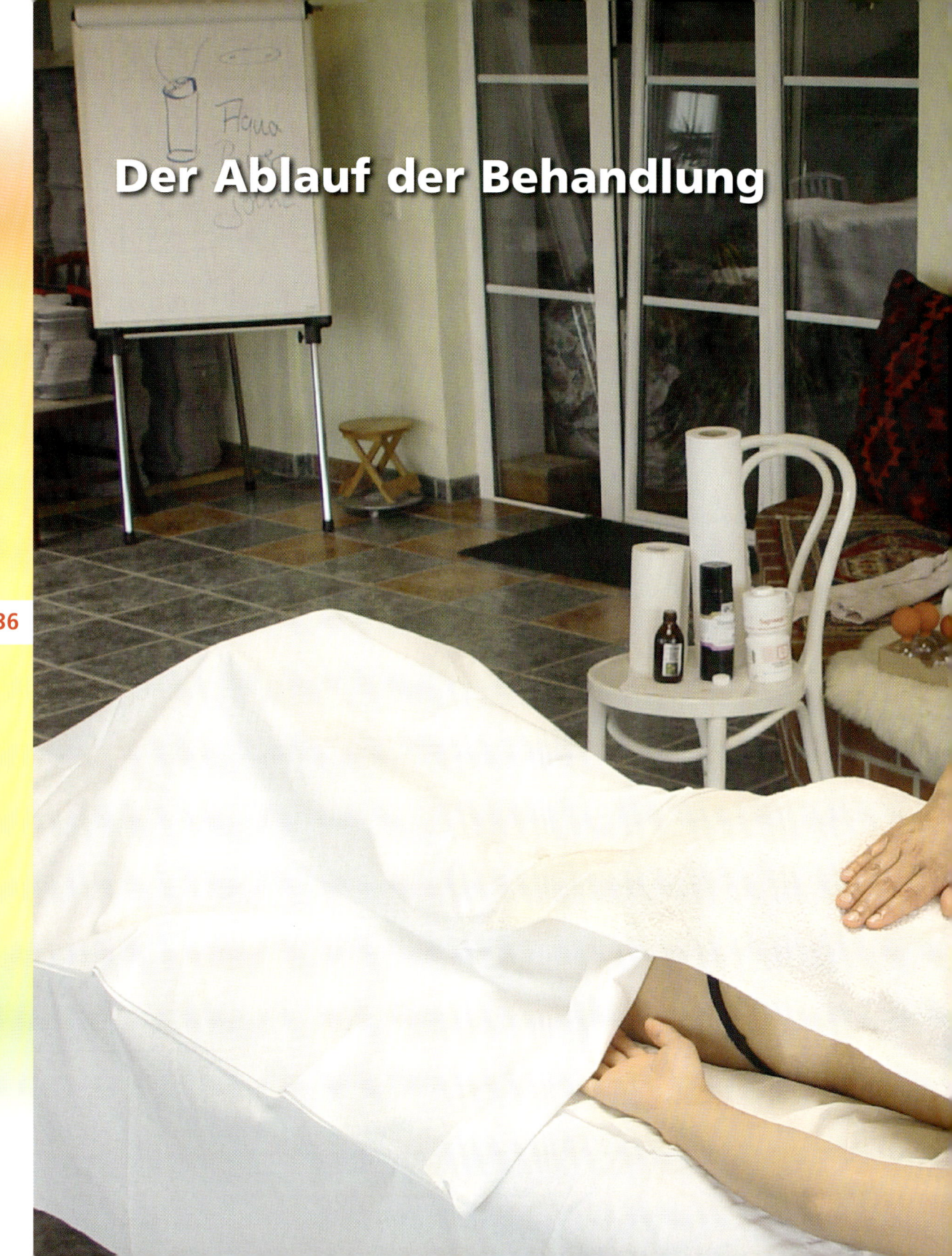

# Der Ablauf der Behandlung

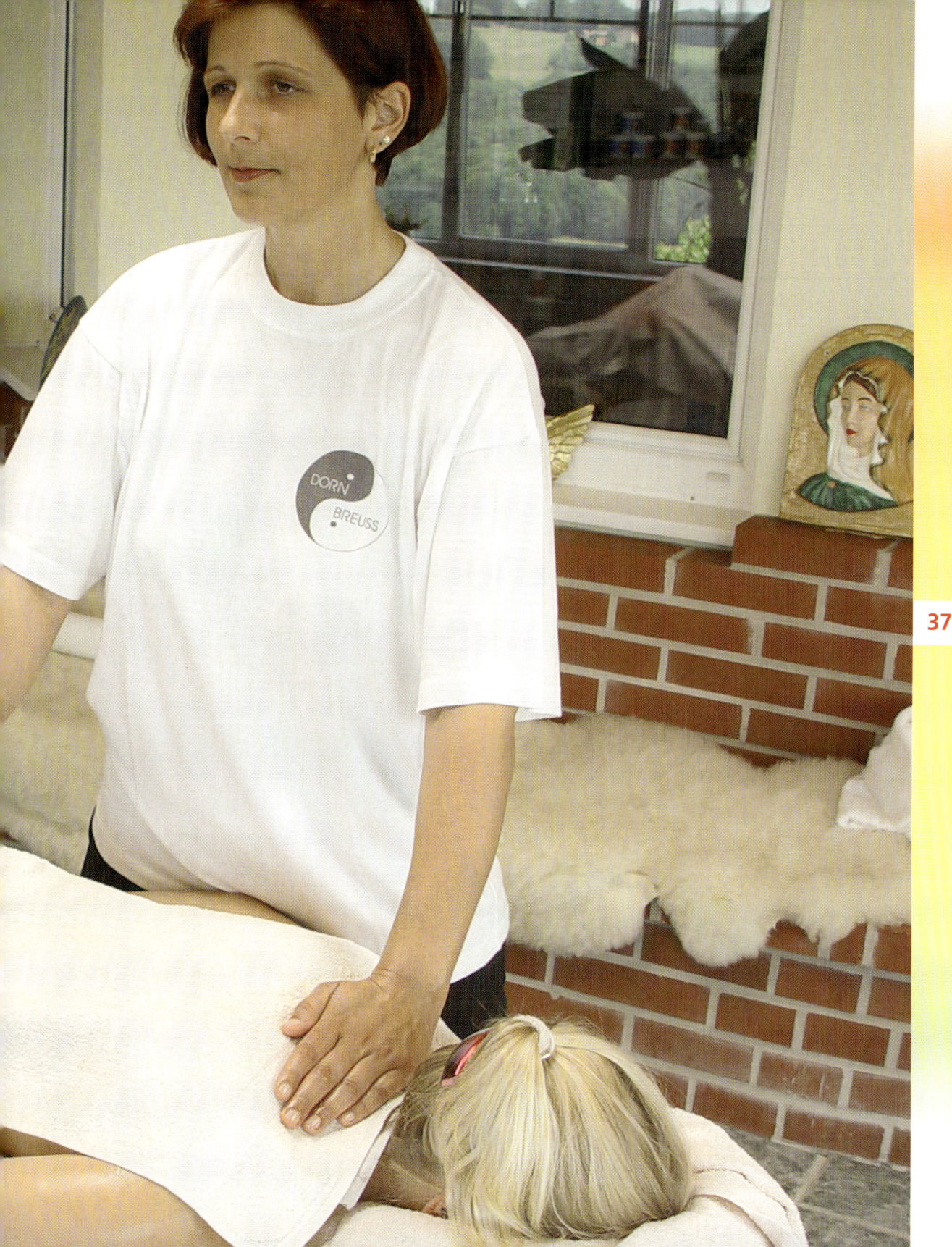

# Der Ablauf der Behandlung

Die sanfte Wirbeltherapie stellt eine ganzheitliche Regulationstherapie dar, die ihren Ansatz in der Zusammenarbeit und Partnerschaft mit dem zu Behandelnden hat. Zu dieser Partnerschaft gehört Vertrauen, das zu rechtfertigen das höchste Ziel des Therapeuten sein muss. Natürlich liegt dem Diagnose- und Therapieverfahren ein genau bestimmter Ablauf zugrunde. Eine individuelle Note und auch unterschiedliches Können der Therapeuten lässt sicherlich kleine Abweichungen zu. Der eingeschlagene Weg soll dynamisch verstanden werden. Jeder Patient verändert sich bei der Therapie und auch die Gelenke und die Wirbelsäule sind als dynamisch anzusehen. Bei jeder Behandlung – und wenn es bereits die 5. ist – steht das Gespräch an erster Stelle. Auch das Beobachten, Fühlen und Tasten fließt in das Geschehen ein.

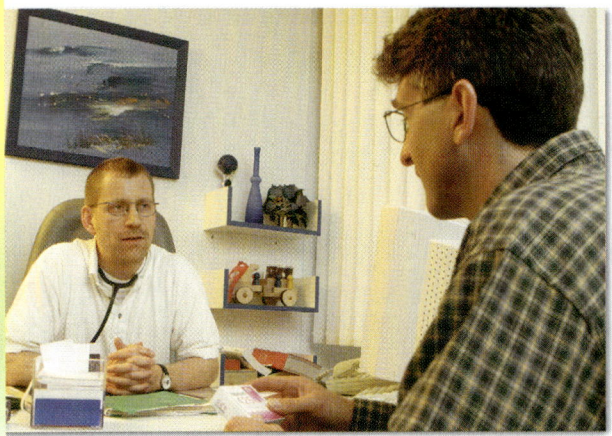

*Grundlage jeder Behandlung ist ein genaues Erhebungsgespräch.*

## Das Erhebungsgespräch

Beim Erstkontakt werden die Gesamtsituation, die Beschwerden und die bisherige Leidensgeschichte zum Thema gemacht. Eine genaue Erhebung ist unerlässlich für die weitere Therapieplanung. Aufzeichnungen sind überaus hilfreich. Natürlich soll der Patient schulmedizinisch abgeklärt sein, hinter chronischen Kreuzschmerzen kann sich auch ein Tumor verstecken.

**Im Erstgespräch wollen wir erfahren:**

- Welche Beschwerden?
- Seit wann?
- Welche Schmerzen?
- Verlauf der Erkrankung?
- Was wurde bisher getan?
- Einschränkungen bei herkömmlichen Tätigkeiten?
- Medizinische Karriere?
- Medikamente?
- Orthopädische Hilfsmittel (z. B. Einlagen oder Schuherhöhungen)?
- Körperliche Belastungen?
- Gibt es beschwerdefreie Zeiten?
- Geplante Operationen?

Aber es ist auch wichtig, über die nichtmechanischen Ursachen von Kreuzbeschwerden – den körperlichen und seelischen Spannungen – und der Übersäuerung Bescheid zu wissen. Die seelischen Spannungen sollen vom Therapeuten nicht gleich angesprochen werden.

38

Der Patient, der über sich selbst in diesem Bereich sprechen will, wird es ohnehin im Verlauf der Therapie tun. Wichtig ist, die Möglichkeit dieser Erkrankungsursache darzustellen. Der Therapeut kann aber sehr wohl nach beruflicher Belastung, nach Stress, Problemen allgemeiner Natur, Überlastung etc. fragen. Die sanfte Wirbeltherapie hat es sich zur Aufgabe gemacht, Kreuzschmerzen nach ihrer Ursache zu behandeln und nicht nach der Diagnose.

Nicht zu kurz kommen darf die Erhebung der allgemeinen Lebensgewohnheiten. Dazu gehören

- Ernährung
- Alkoholkonsum
- Rauchen
- Bewegung
- Flüssigkeitszufuhr usw.

Es sollen alle Faktoren erhoben werden, die eine Rolle bei der Entstehung der Übersäuerung spielen. Manchen Patien-

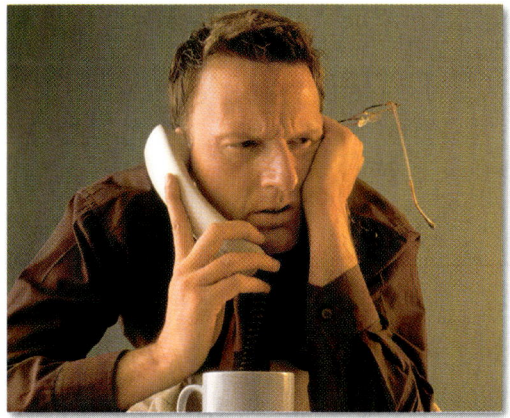

*Auch der Lebensstil beeinflusst den Erfolg der Behandlung.*

ten irren, wenn sie glauben, mit täglichem Alkoholkonsum, Schweinebraten und ohne ausreichende Flüssigkeitszufuhr und ohne Entsäuerung Linderung erfahren zu können. Diese Wahrheit muss dem Patienten am Beginn einer Therapie auch gesagt werden. Von einer parallel laufenden Behandlung beim Arzt soll nicht abgeraten werden. Vielmehr werden meine Patienten angewiesen, ihrem Hausarzt von ihrer Wirbeltherapie zu berichten. Auch soll von Nichtärzten kein Einfluss auf etwaige Medikamenteneinnahme genommen werden – selbst dann nicht, wenn wir von einigen Medikamenten wissen, dass sie übersäuern. Negative Äußerungen über bisherige Behandlungen oder die Schulmedizin sind nicht produktiv. Vielmehr ist es wichtig, dem Patienten Optimismus zu vermitteln. Der zufriedene und ausgeglichene Mensch kann sich selbst von seinen Schmerzen befreien. Dabei soll der Leidende unterstützt werden.

## Die Untersuchung

Am Anfang steht das Sehen und Fühlen. Der Patient wird gebeten, sich bis auf die Unterwäsche auszuziehen. Dabei wird er bereits genau beobachtet. Schonhaltung, Schmerzen bei bestimmten Bewegungen, Beuge- oder Streckhemmung einzelner Gelenke oder Abschnitte der Wirbelsäule lassen sich unschwer erkennen. Den Grad der Schmerzempfindlichkeit zu kennen, ist wichtig. Wenn im Gespräch von unerträglichen Schmerzen berichtet wird und der Patient wie eine Gazelle aus der Kleidung springt, geht die Vermutung der Ursache in Richtung körperlich-seelische Spannung. Wenn

39

der Leidende alles herunterspielt, sich aber kaum bewegen kann, liegt oft eine Bagatellisierung vor („Mir geht es gut, aber meine Frau meint, dass ich etwas gegen meine Kreuzschmerzen tun muss.").

In die Gesamtbeurteilung fließen auch der Zustand der Haut, die Körperform, die Koordination, der Muskeltonus, der energetische Zustand des Organismus und das Gefühl dem Klienten gegenüber ein. Aber auch andere Auffälligkeiten, z. B. Amputationen, Asymmetrien, Hautfalten, Narben, Sprache u. v. m., sind wichtig für unseren Ersteindruck.

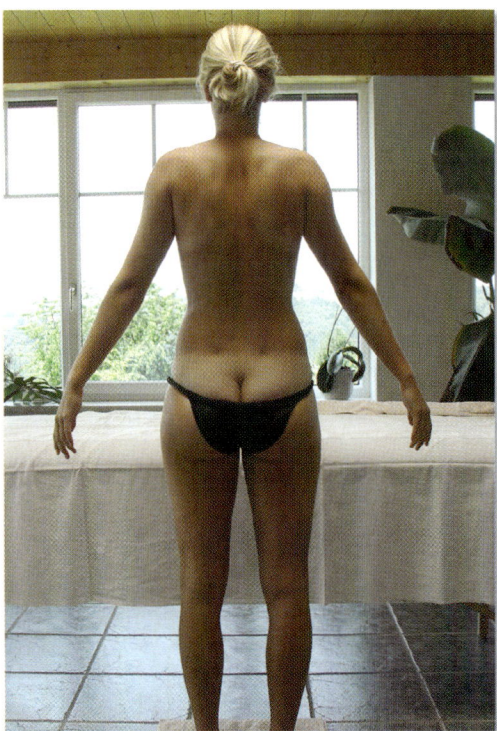

*Auch Koordination, Körperform und Muskeltonus werden beurteilt.*

Anschließend wird das Gangbild beobachtet. Der Klient geht einige Meter vom Therapeuten weg, dreht sich und kommt zurück. Dabei achten wir besonders auf die Koordination der Arme und Beine in der Bewegung. Die Haltung der Wirbelsäule gibt schon große Aufschlüsse über mögliche Probleme. Als Beobachtungspunkte für Wirbelverschiebungen gelten:

- Kopf
- Akromion (das Dach des Schultergelenks) der Schulterecke
- Schulterblatt
- Dornfortsätze
- Beckenkamm
- Grübchen über dem Kreuzbein
- Trochanter major (Oberschenkelseitknorrer)
- Knie
- Außenknöchel

Geistig kann sich der Therapeut danach bereits ein Bild über mögliche Störungen in der Wirbelsäule machen. Vor allem funktionelle Seitverschiebungen können in Bewegung besser erkannt werden als im Sitzen oder Stehen.

Bei Hochleistungssportlern erkennt man oft muskuläre Asymmetrien. Im Röntgenbild wird vom Radiologen eine Beinlängendifferenz, verbunden mit einer skoliotischen Fehlhaltung beschrieben. Diese begründet sich vorwiegend auf der unnatürlichen Haltung, die während der Röntgenaufnahme eingenommen wird. Gerade stehen, Kopf und Schulterblätter hinten anlehnen, Beine nach innen rotieren.

Beurteilt werden soll auch die Gesamtbeugefähigkeit der Wirbelsäule. Der Patient steht locker entspannt, der Therapeut dahinter. Der Patient beugt langsam seine Wirbelsäule und krümmt sich ganz zusammen. Hüften und Knie werden ebenfalls gebeugt, bis der Patient eine Kauerstellung einnimmt. Anschließend wieder aufrichten.

Als Abschluss der Untersuchung steht der Patient locker mit leicht gespreizten Beinen, führt die Arme seitlich hoch und lässt sie wieder fallen. Dabei werden die Hautfalten, die Beweglichkeit und die Statik der Wirbelsäule beurteilt. Die Untersuchung ist abgeschlossen und der erfahrene Therapeut kann bereits vermuten, welche Probleme den Beschwerden zugrunde liegen.

Gerade in der Allgemeindiagnostik sind die allgemeinen Fähigkeiten des Therapeuten von großer Bedeutung. Ideal ist es, wenn Arzt und Therapeut zusammenarbeiten.

Je mehr der Therapeut kann, umso mehr kann er in die sanfte Wirbeltherapie einbringen. Der Ablauf sollte dennoch nicht verlassen werden.

Selbständig arbeiten sollte man erst nach einer ausreichenden Anzahl an Praxisstunden unter Anleitung erfahrener Therapeuten. Die bestandene Abschlussprüfung der Österreichischen Gesellschaft für Dorn-Breuss-Therapie ist eine Bestätigung, dass man die sanfte Wirbeltherapie in Theorie und Praxis beherrscht.

41

**Warnung:** Ausdrücklich möchte ich davor warnen, den Ablauf einfach aus dem Buch nachzulesen und bereits munter an Patienten zu arbeiten. Eine nicht sachgemäße Ausführung der sanften Wirbeltherapie löst unangenehme Folgen aus und kann Beschwerden verursachen. An sich ist die Methode völlig gefahrlos, muss aber unbedingt genau und unter Anleitung erlernt werden.

# Die Praxis der sanften Wirbeltherapie

Der Patient legt sich entspannt auf eine Massageliege – höhenverstellbar und mit Kopfeinkerbung. Von zusätzlichem Nutzen ist eine angenehme Umgebung, in der sich Patient und Therapeut wohl fühlen. Dazu gehören warme Farben, angenehme Raumtemperatur, entspannende Musik – ein Ambiente zum Wohlfühlen löst innere Spannungen muskulärer wie auch seelischer Art.

## 1. Überprüfen der Beinlängen

Der Patient liegt am Rücken, beide Hände locker neben dem Körper auf dem Massagetisch. Es wird kein Kopfpolster verwendet. Der Therapeut steht am Fußende des Bettes und beobachtet die Füße. Liegt eine Außen- oder Innenrotation vor, ist das fast ein sicheres Zeichen einer schwerwiegenden Störung wie einer Seitneigung der Wirbelsäule oder einer Verkippung des Kreuzbeines. Noch vermutet der Therapeut. Diese Vermutungen bestätigen oder verflüchtigen sich im Verlauf der Therapie! Die Füße werden mit dem Daumen leicht nach außen rotiert und wieder losgelassen. Dabei soll beim Gesunden die Bewegung federnd leicht über das ganze Bein laufen.

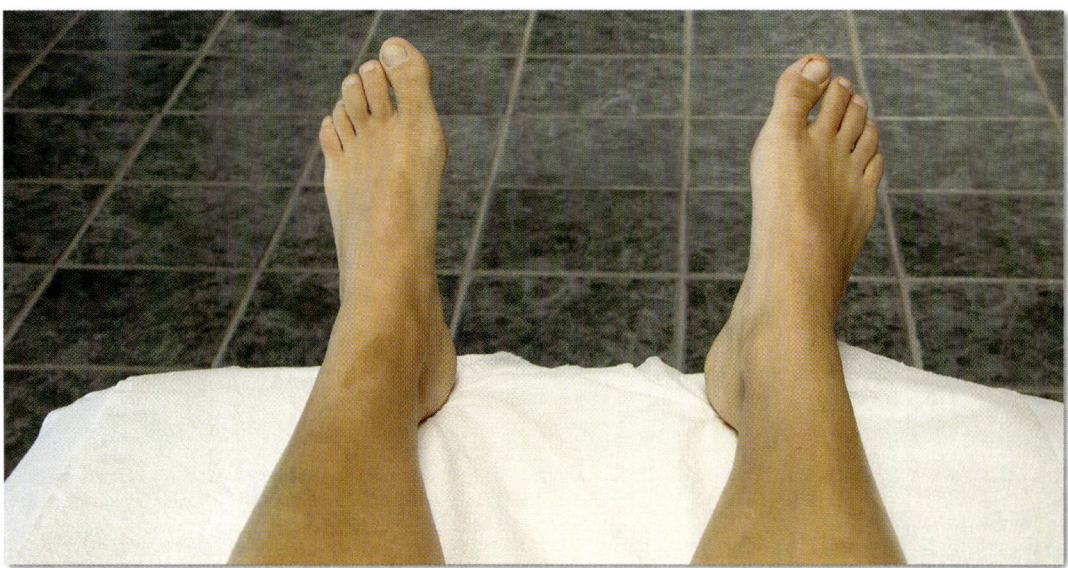

*Liegen die Beine gerade?*

Bei Blockaden oder verschobenen Wirbeln ist diese Bewegung steif oder gar nicht möglich. Als Beobachtungspunkte für die Beinlängen dienen uns bei 90 Grad gebeugtem Sprunggelenk die Innen- und Außenknöchel, die Fersen, die sich berührenden Waden und die Knie.

Nun nimmt der Therapeut beide Fersen in seine Hände, der Patient entspannt seine Beine völlig. Die Beine werden so weit gestreckt angehoben, dass die Hüften zu 45 Grad gebeugt sind. Dann werden die Beine nach links und nach rechts locker zirkulär bewegt. Das Sprungge-

lenk immer auf 90 Grad gebeugt. Man erkennt schmerzbedingte Einschränkungen der Lendenwirbelsäule, Probleme im Kreuzbein-Darmbein-Gelenk und auch muskuläre Störungen. Wenn dabei eine Beinlängendifferenz festgestellt wurde, versucht der Therapeut diese auszugleichen. Es handelt sich dabei natürlich nicht um einen echten Ausgleich von ungleich langen Extremitäten. Mit Beinlängendifferenz ist ein seitliches Abkippen der Wirbelsäule gemeint, das über die Gelenke der unteren Extremität fixiert ist. Mit dem nachfolgenden Aus-

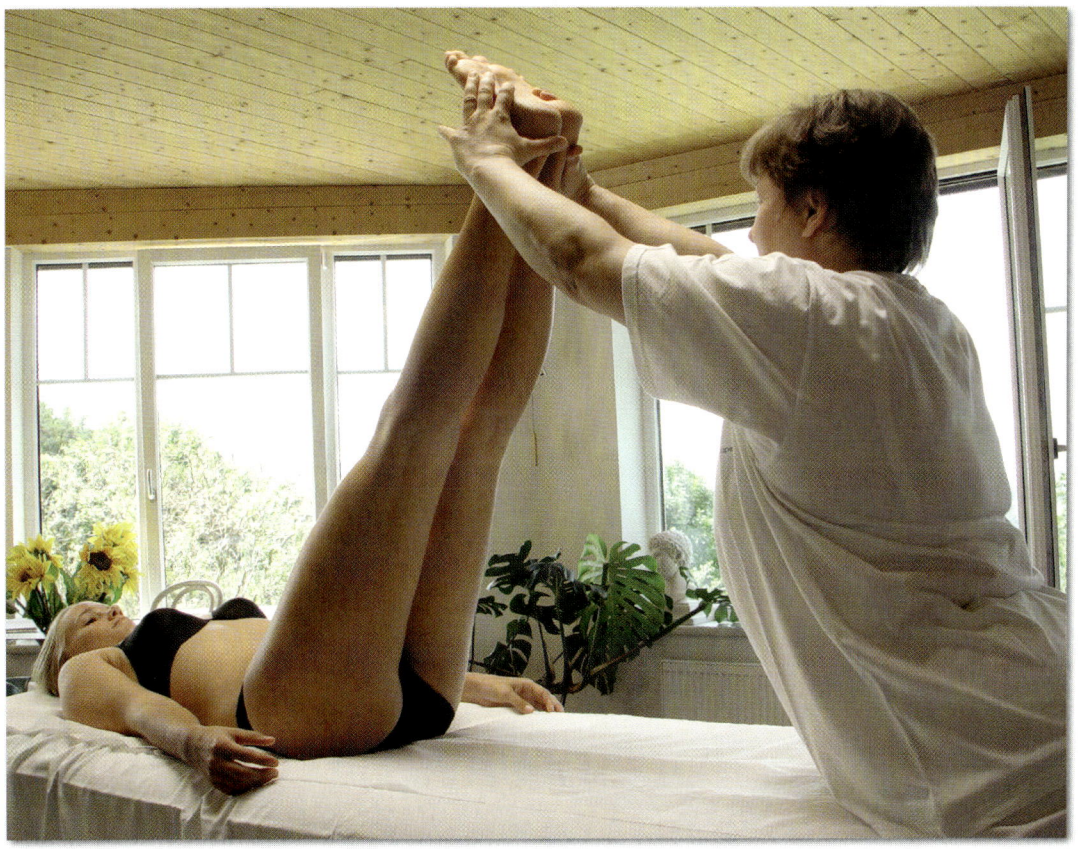

*Hüftbeugung bis 45 Grad mit gestreckten Beinen.*

gleich der Beinlängendifferenz wird der Tonus der Muskulatur gelockert, Einfluss auf die Bänder der Gelenke genommen und die ganze untere Extremität entspannt. Wenn man so will: Die Gelenke werden darauf vorbereitet, dass die Wirbel wieder ins Lot gerichtet werden. Der Fixierung der Wirbelfehlstellung wird entgegengearbeitet. Ohne vorherige Lockerung und Bearbeitung der Gelenke ist die Arbeit an der Wirbelsäule ungleich schwerer.

**44**

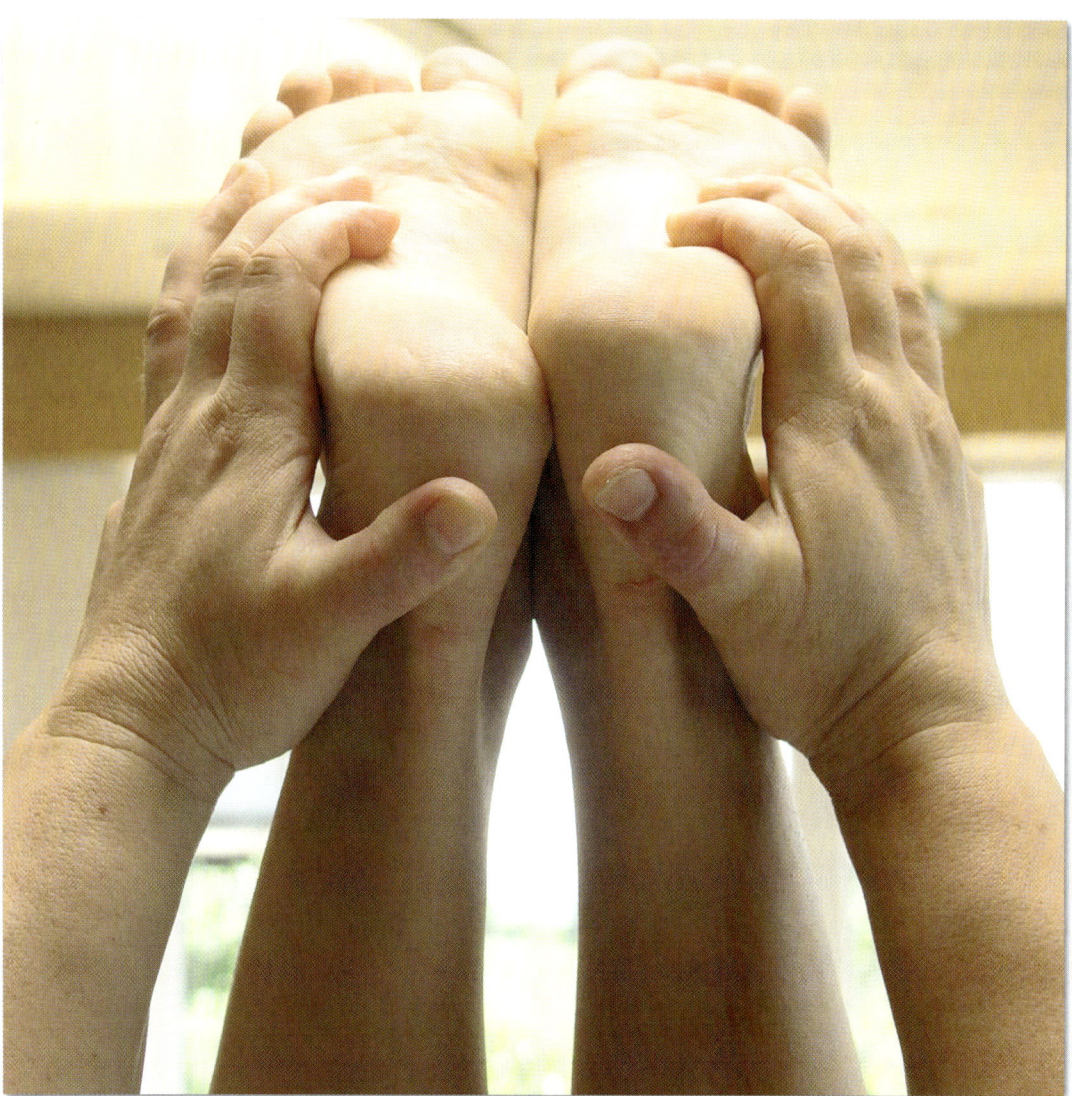

*Beinlängendifferenzen versucht man auszugleichen.*

## 2. Beinlängenausgleich

### Hüfte:

Der Beinlängenausgleich erfolgt mit einem Handtuch, das der Patient um das oberste Drittel seines Oberschenkels herumschlingt und die beiden Enden liegend festhält. Die Hüfte wird zu einem rechten Winkel gebeugt, mit gemäßigtem, aber bestimmtem Zug wird das Bein gestreckt. Der Therapeut kann mit Zug und Gegenzug unterstützen. Es wird immer mit dem längeren Bein begonnen.

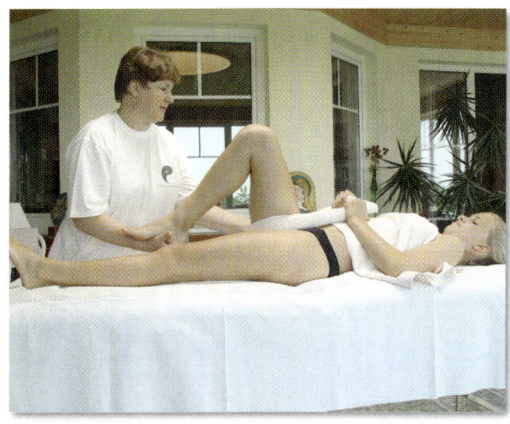

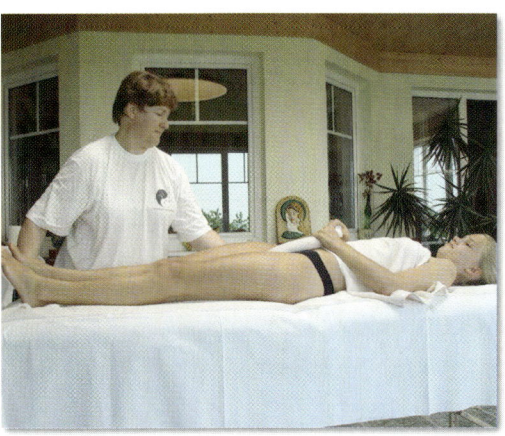

### Sprunggelenk:

Das Sprunggelenk wird mit Druck und Gegendruck bearbeitet und gelockert.

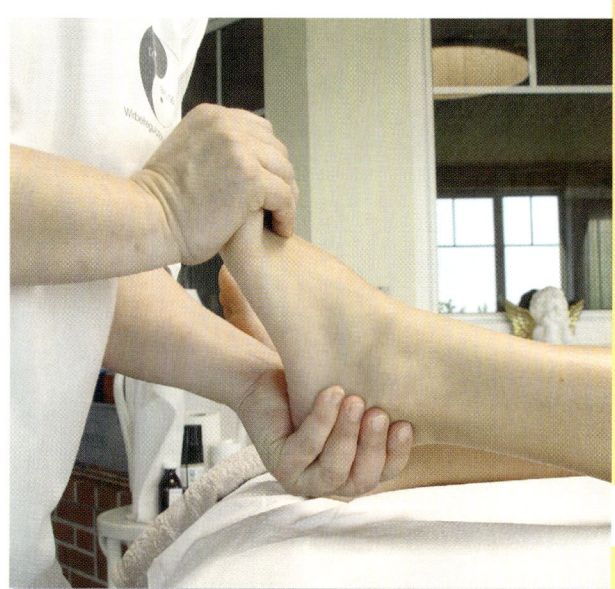

45

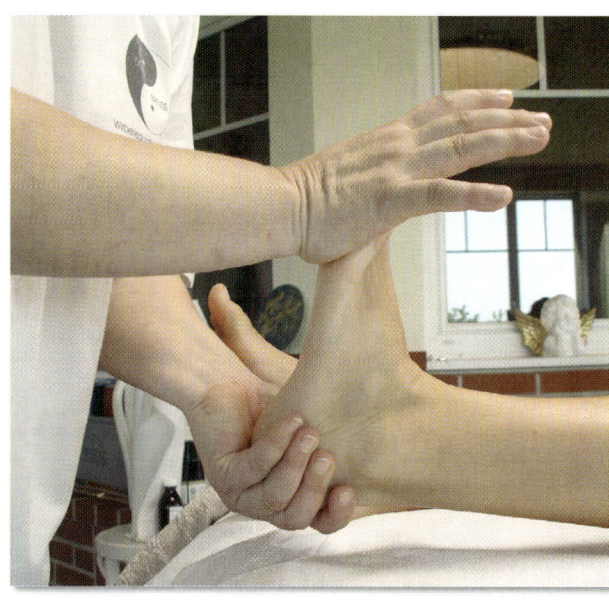

**Knie:**

Hier arbeitet der Therapeut mit Schub und Gegenschub an Oberschenkel und Ferse.

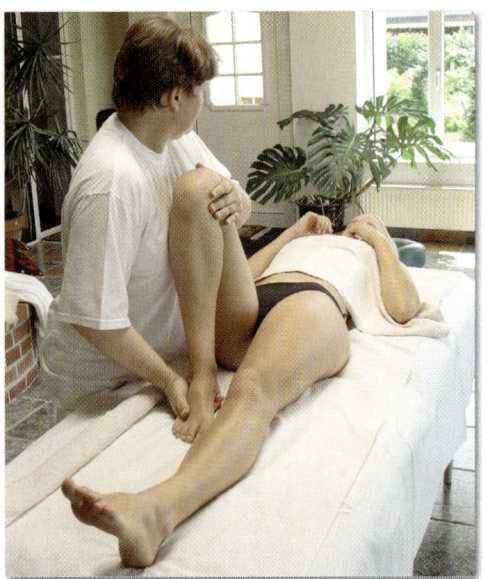

Auch diese an sich harmlosen Techniken sollten keineswegs ohne fundierte Ausbildung angewandt werden, um das Vertrauen des Patienten zu rechtfertigen.

Anschließend steht der Patient wieder auf und führt – wie bereits bei der Untersuchung – beide Arme seitlich nach oben und lässt sie wieder fallen. Der Therapeut steht hinter dem Patienten und beobachtet hauptsächlich die Grübchen über dem Kreuzbein-Darmbein-Gelenk, das Schulterblatt und den 7. Halswirbel. Man erkennt den 7. Halswirbel daran, dass er bei der Beugung des Kopfes hervorkommt – er wird daher auch als Prominenter Wirbel bezeichnet. Oft hat sich eine skoliolische Fehlhaltung schon nach diesen einfachen Techniken gebessert.

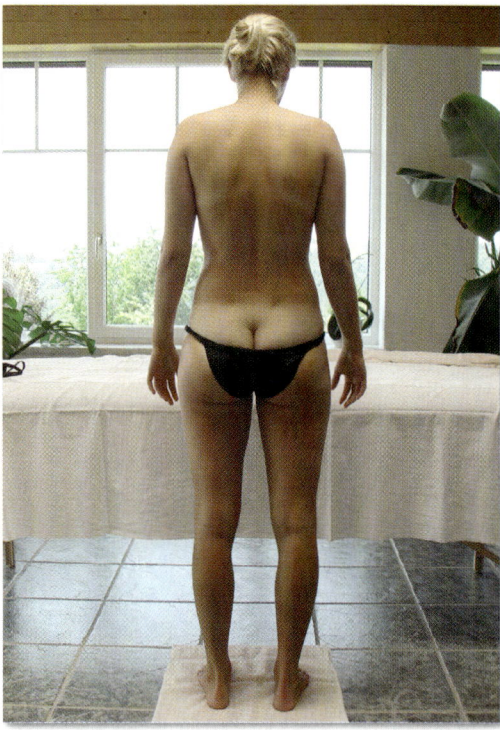

## 3. Massage

Für die Massage empfehle ich Johanniskrautöl zu verwenden, da es tief ins Gewebe dringt, das Bindegewebe und die Muskulatur weich macht, gute entspannende Wirkung hat, Entzündungen hemmen kann und positiven Einfluss auf das Nervensystem hat.

## Streckung der Wirbelsäule

Dreimal wird ohne Öl gearbeitet. Beide Hände werden mit zartem Druck mit den Handkanten in der Mitte der LWS aufgesetzt und mit den Handflächen ans Ende der Wirbelsäule geführt. Dann folgen BWS und HWS.

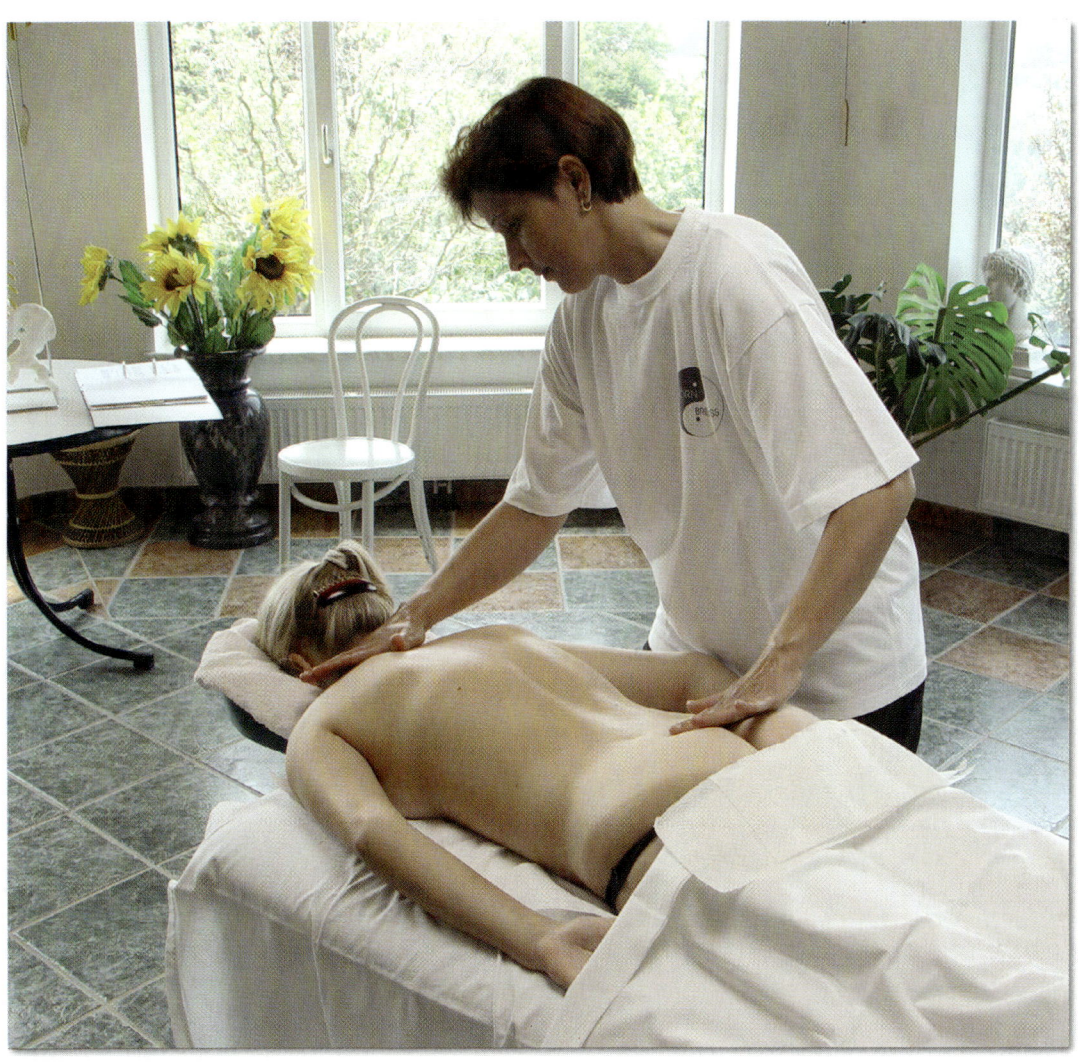

## Ausstreichen der Kreuzbein-LWS-Region

Das Ausstreichen erfolgt mit dem Daumenballen.
Es wird viel Öl verwendet. Insgesamt soll neunmal gearbeitet werden. Die Region über dem Kreuzbein ist immens wichtig für die Beurteilung des Bindegewebes. Hier ist ein beliebter Ort, um überschüssige Säure abzulagern.

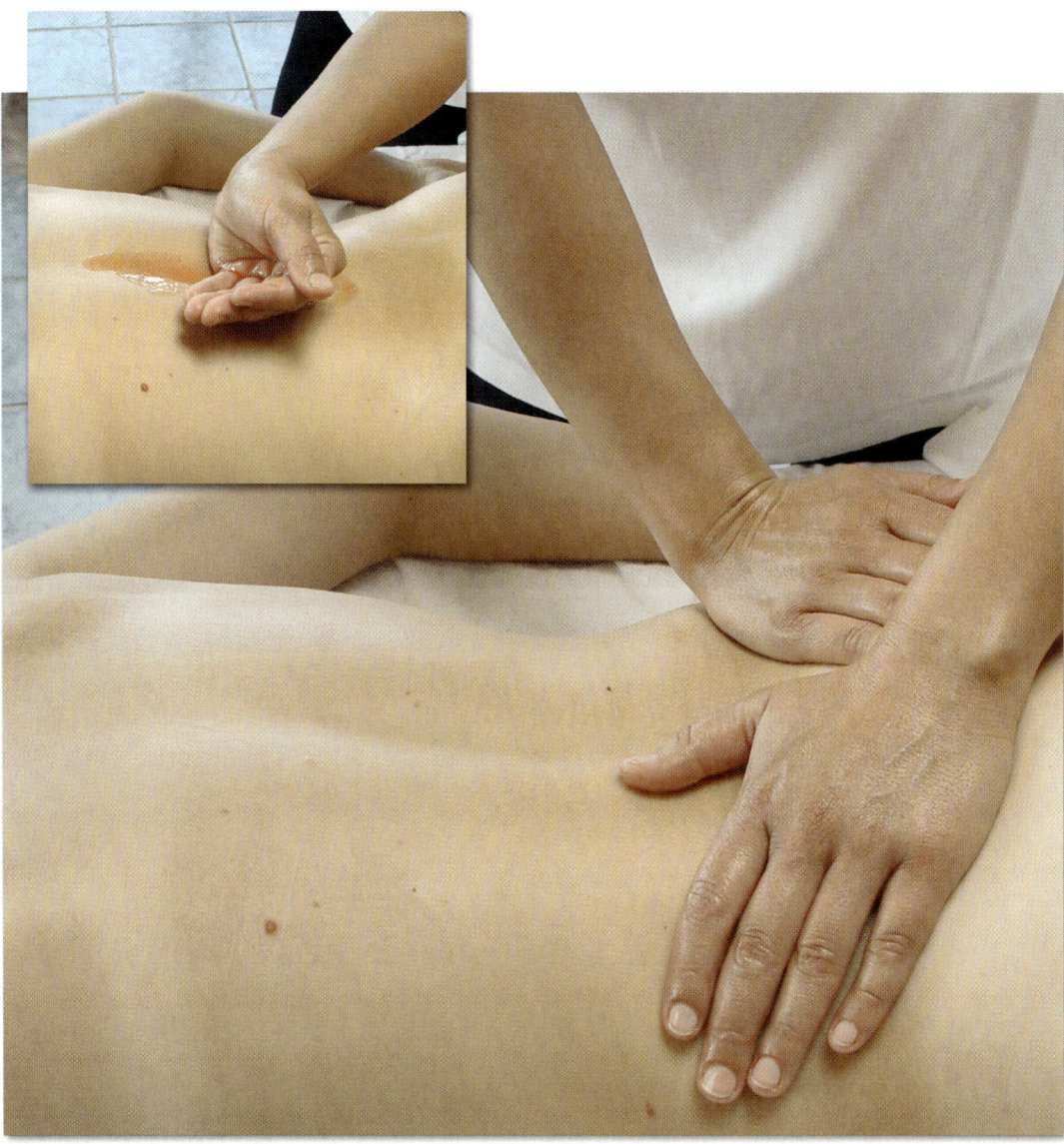

## Zangengriff

Der Therapeut steht seitlich zum Patienten mit der Rücken Richtung Kopf. Man nimmt die Dornfortsätze der Wirbelsäule zwischen 2. und 3. Finger „in die Zange". Der Therapeut beginnt über dem Kreuzbein. Die andere Hand verstärkt den Druck. Man nimmt von unten nach oben Wirbel für Wirbel in den Zangengriff.

Jedes Mal ein bis zwei Wirbel dazu, sodass insgesamt 10- bis 12-mal gearbeitet wird. Nach unten wird immer die ganze Hand aufgelegt und über dem Kreuzbein sowohl vom Patienten als auch vom Therapeuten weg ausgestrichen. Für diesen Therapieabschnitt muss man sich genügend Zeit lassen, um die Muskulatur zwischen Dorn- und Querfortsätzen zu wärmen und zu lockern. Wirbelverlagerungen können gut getastet werden. Der Zangengriff wird nur von einer Seite ausgeführt.

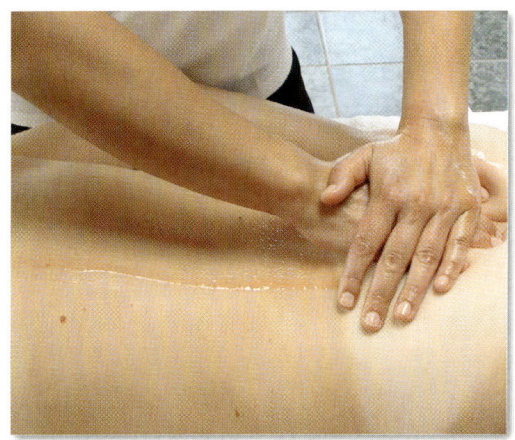
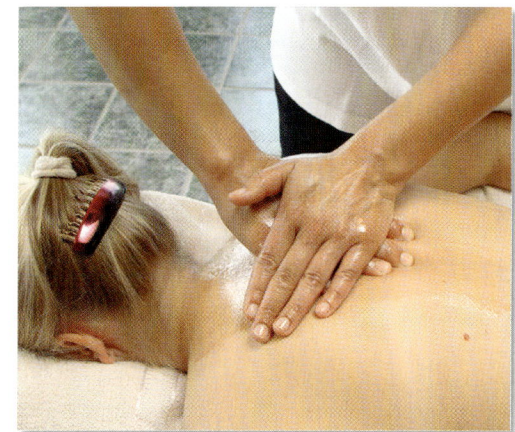

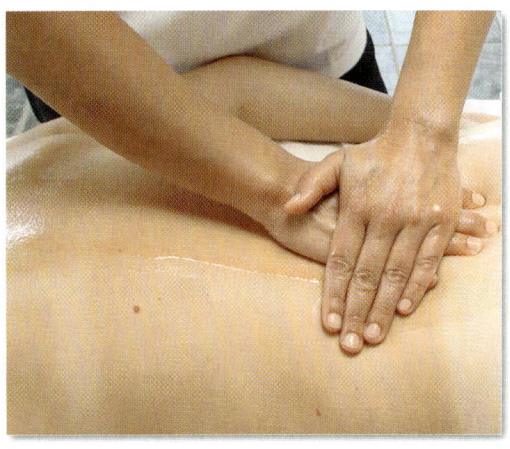
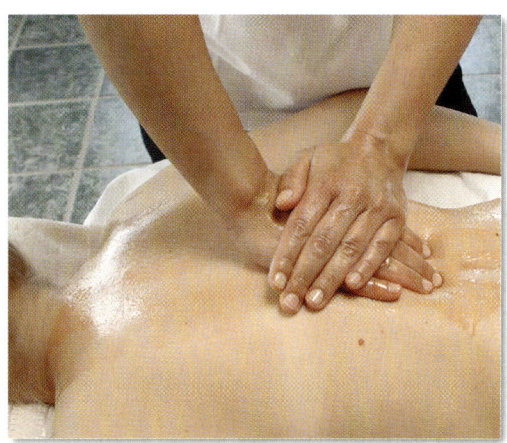

### Schmetterling

<u>Von unten:</u> Mit dem 2. und 3. Finger beider Hände wird vom Steißbein beginnend zwischen Dorn- und Querfortsätzen Wirbel für Wirbel nach oben gearbeitet und seitlich mit der ganzen Hand wieder zurückgestrichen. Dabei steht der Therapeut seitlich. Jedes Mal wird massiert, bis der 7. Halswirbel erreicht ist. Auch der Therapeut muss auf seine Haltung achten – sonst ist er der nächste Patient. Insgesamt benötigt man 10 bis 12 Schmetterlinge für die gesamte Wirbelsäule.

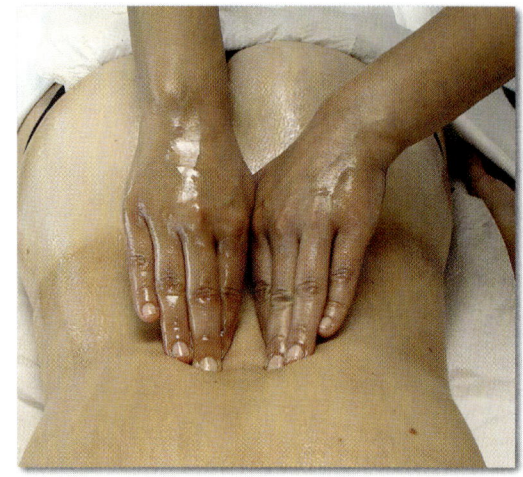

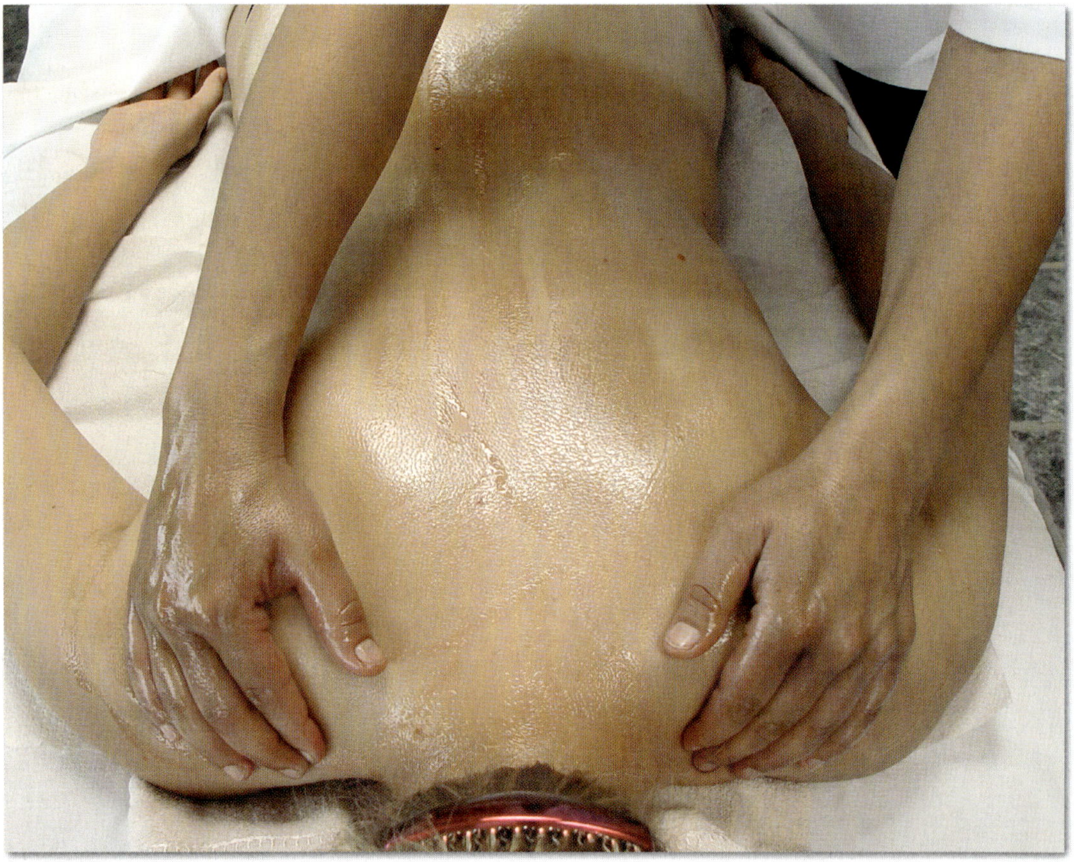

<u>Von oben:</u> Beginnend beim 7. Halswirbel nach unten und seitlich zurück. Besonders gut kann jetzt das Bindegewebe seitlich der LWS beurteilt werden – auf Schlacken, Säuren u. v. m. Auch von oben sind 10 bis 12 Schmetterlinge angebracht.

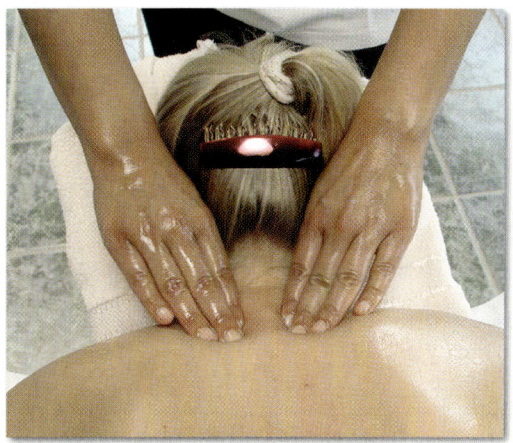
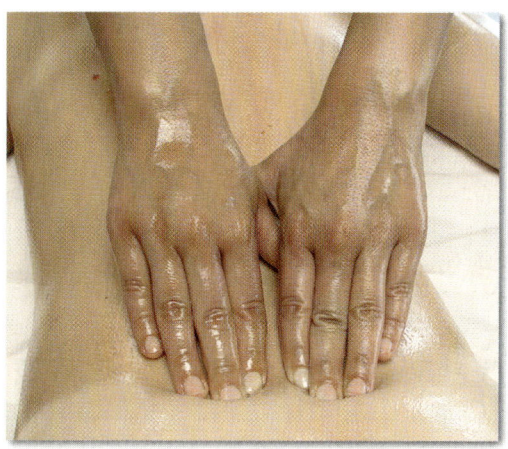

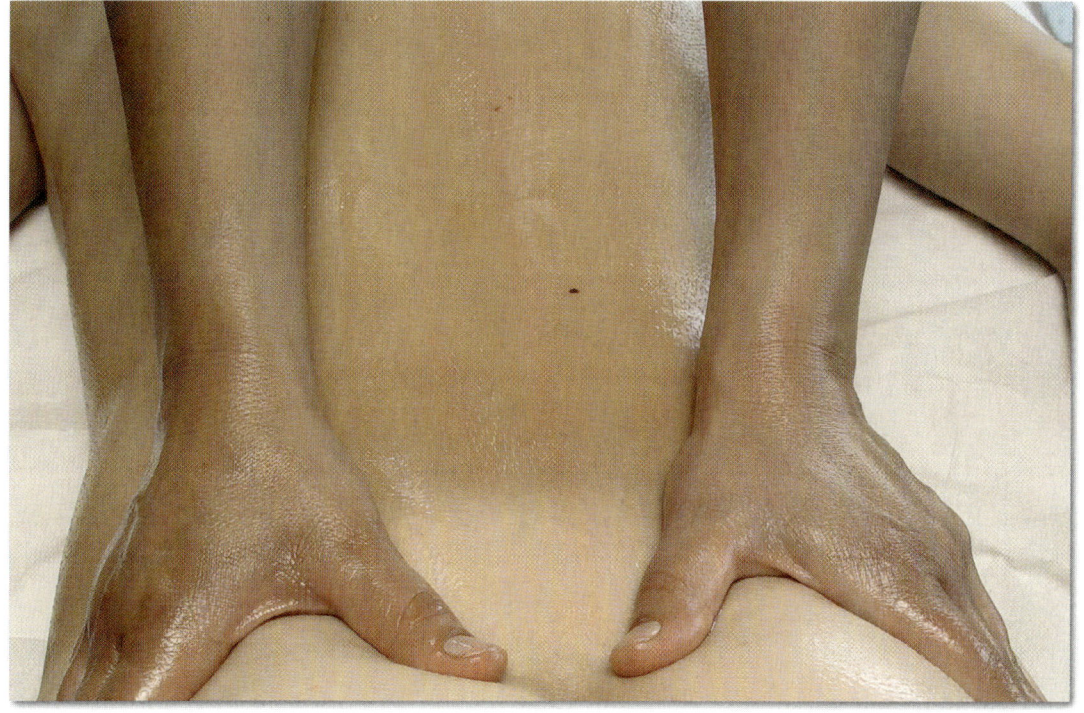

### Springbrunnen:

Mit dem 2. und 3. Finger wird über dem Kreuzbein begonnen und Wirbel für Wirbel nach oben gearbeitet.
Zuerst bis zum 5. Lendenwirbel und dann jedes Mal ein bis zwei Wirbel mehr, bis der 7. Halswirbel erreicht ist. Seitlich wird unter festem Druck mit der ganzen Hand zurückgefahren. Bei dieser Massageform wird vermehrt Johanniskrautöl hinzugegeben.

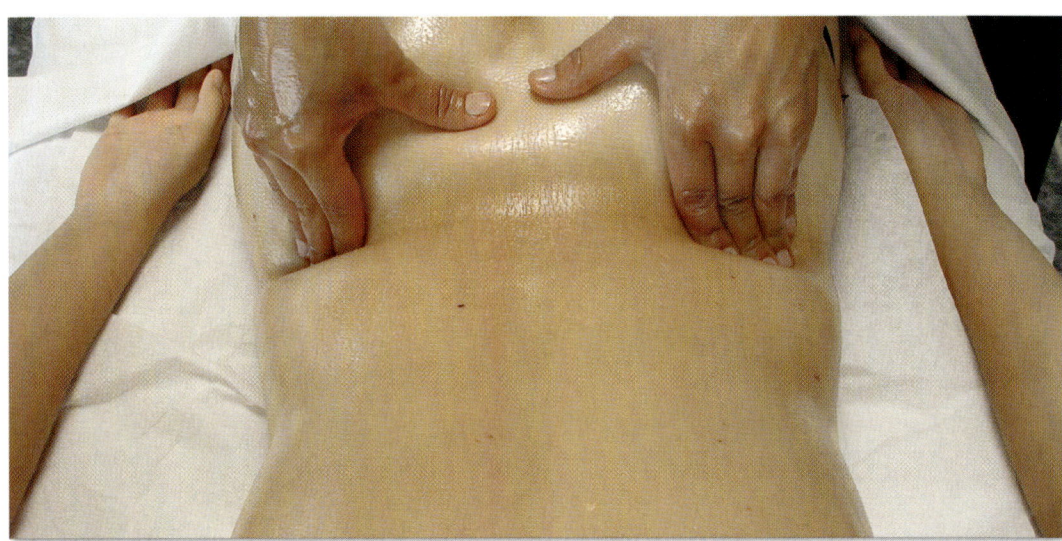

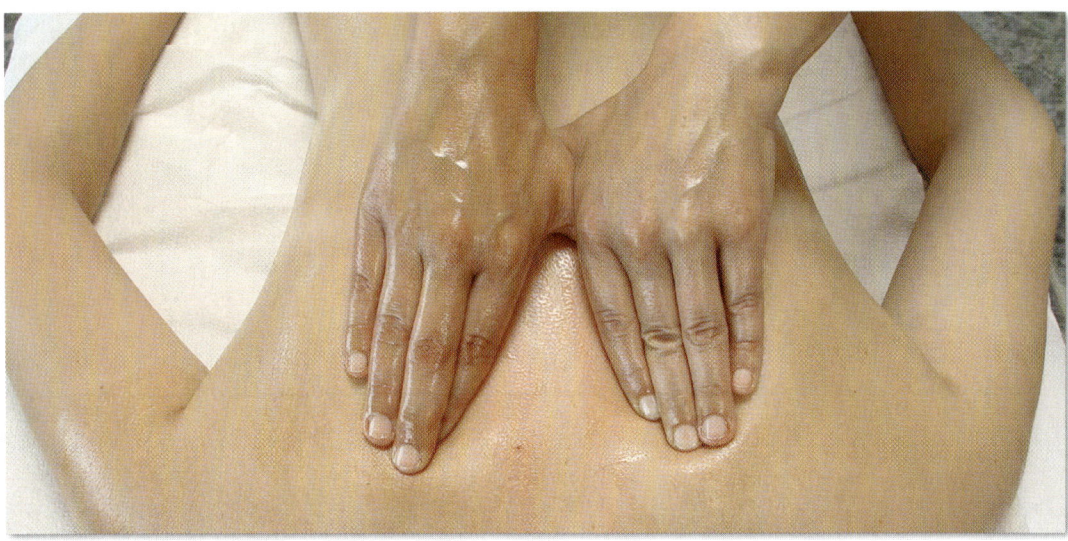

## 4. Magnetisieren

Nochmals wird Johanniskrautöl in die Wirbelsäulenrinne geleert und der ganze Rücken gut eingeölt. Mit Seidenpapier (glatte Fläche auf die Haut) deckt man den Rücken ab. Abwechselnd wird die Wirbelsäule von oben nach unten und umgekehrt bestrichen und die Hände werden danach ausgeschüttelt. Für den Patienten entsteht dabei Wärme und Wohlbefinden. Dieses Bestreichen wird mehrere Male wiederholt.

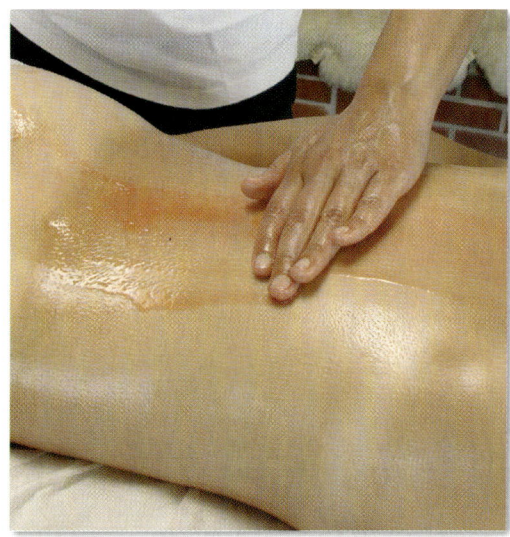

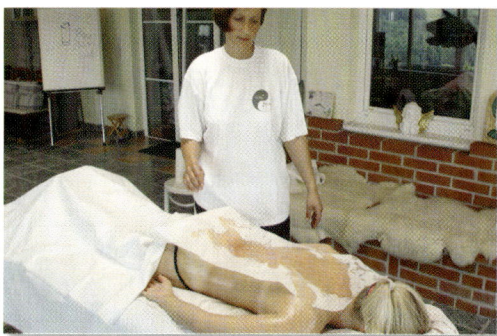

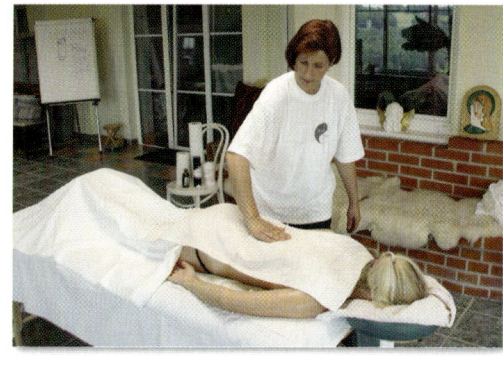

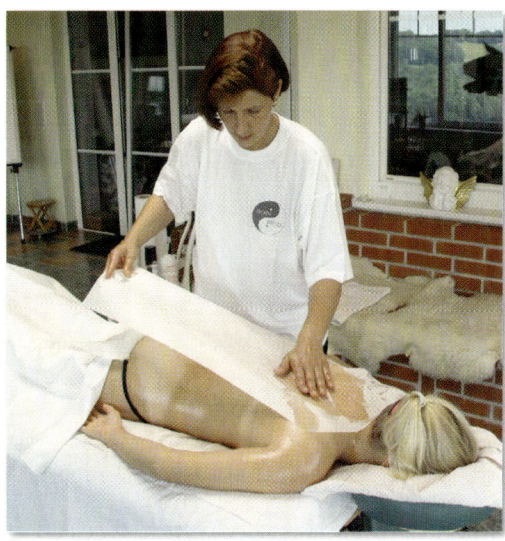

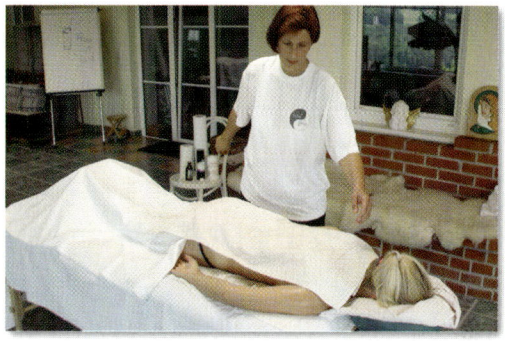

Als nächster Schritt wird die +Hand auf das Kreuzbein gelegt und die –Hand auf die HWS. Für 5 Minuten bleiben beide Hände in dieser Position. Nach diesen 5 Minuten kommt die Halswirbelhand knapp über die Kreuzbeinhand, ohne diese zu berühren, und verbleibt ungefähr 3 Minuten. In diesem Zeitabstand rücken beide Hände jeweils eine Hand breit so lange in Richtung Kopf, bis die Halswirbelsäule erreicht ist. Zum Schluss kommen die Hände wieder in die gleiche Position wie am Anfang – eine Hand auf der HWS, die andere auf dem Kreuzbein.

Nach diesem Abschnitt deckt man den Patienten zu und lässt ihn mit dem Seidenpapier am Rücken für einige Minuten ruhen. Das Seidenpapier nimmt die ganze negative Energie der Wirbelsäule auf und über die Hände wird der Wirbelsäule positive Energie gegeben.

Dadurch und durch die wärmende und entspannende Wirkung ist die Muskulatur nun weich und entspannt und die Wirbel sind für den Therapeuten nun so weit vorbereitet, dass sie wieder beweglich sind und ins Lot gebracht werden können.

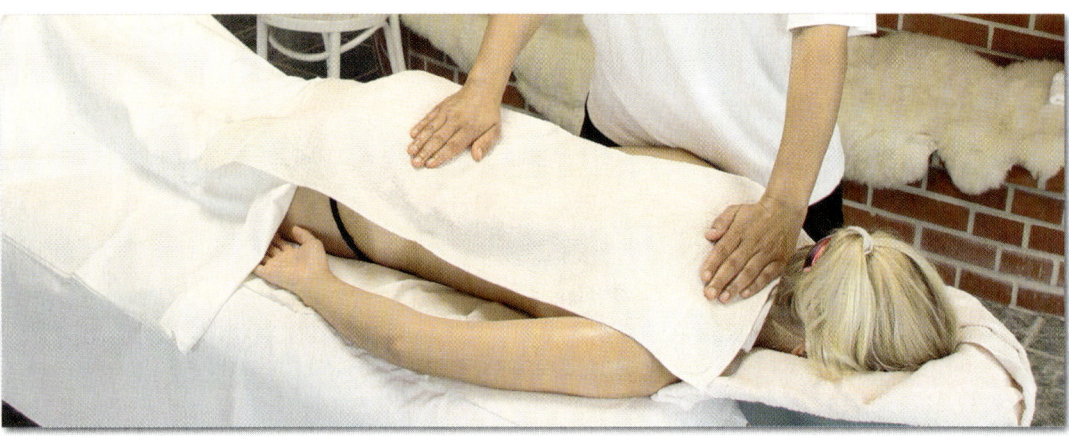

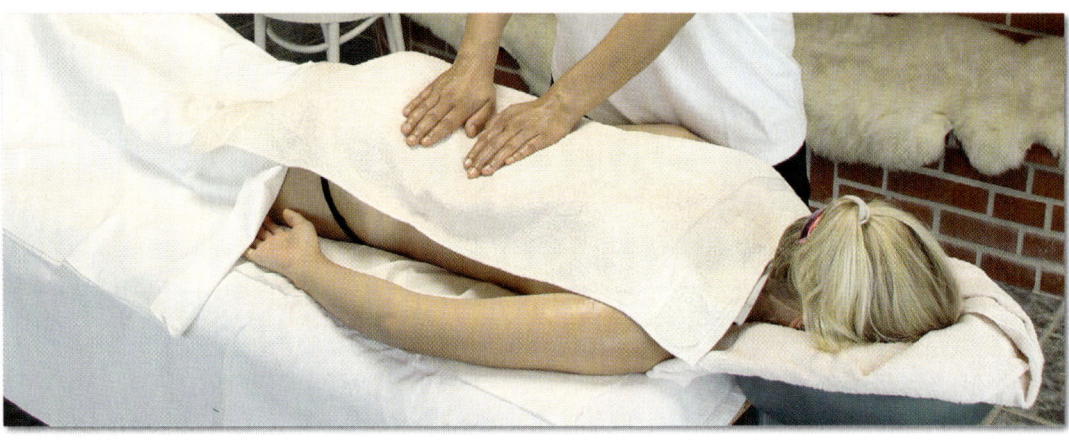

Der Therapeut wäscht sich die Hände, das Seidenpapier wird von oben nach unten nach innen eingerollt und am besten gleich aus der Praxis entfernt. Es ist auffällig, dass bei diesem Magnetisieren immer der Blasenmeridian der Traditionellen Chinesischen Medizin (TCM) im Arbeitsbereich liegt. In der Praxis zeigt dieses Magnetisieren ungeahnte Wirkung und wird von den Patienten als außerordentlich angenehm empfunden. Der Energiefluss wird geöffnet – der Patient spürt das auch: „Herr Doktor, jetzt ist der Schmerz weg."

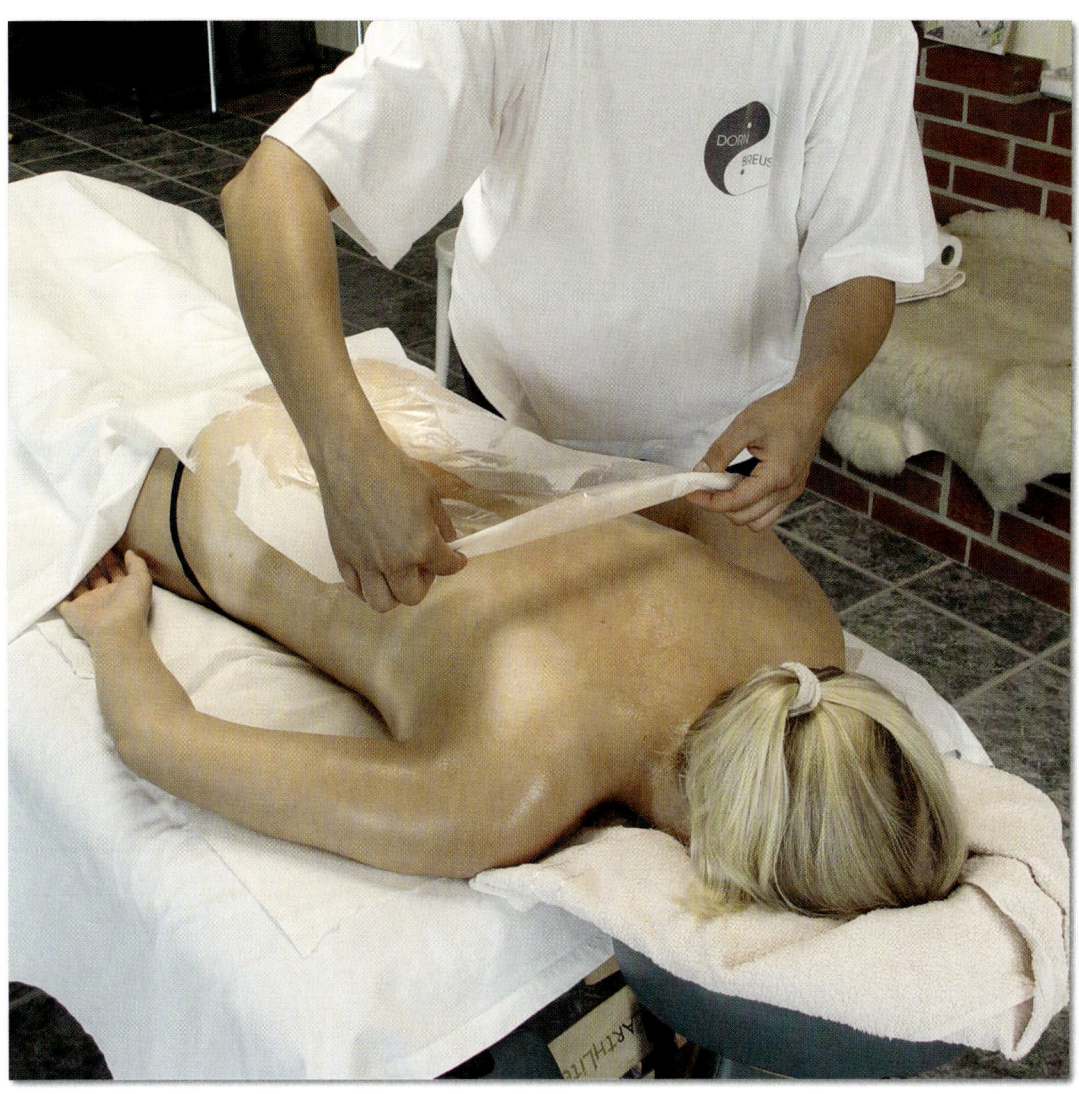

## 5. Energetische Regulationsmassage

Der Rücken wird abgewischt und mit einem Handtuch abgetrocknet, das restliche Johanniskrautöl wird aufgesaugt. Die Muskulatur wird ähnlich einer klassischen Rückenmassage aufgelockert – und zwar rechts und links. Der Schwerpunkt liegt auf den langen Rückenstreckermuskeln. Die Dauer dieser Massage ist unterschiedlich. Verhärtungen in der Muskulatur lösen sich. Nach dem Aufsetzen wird die Nacken- und Schultermuskulatur gelockert.

Das Ziel ist die völlige Lockerung der gesamten Rückenmuskulatur, um das nun folgende Wirbeldrücken zu erleichtern. Der Patient steht dann wieder auf und die Wirbelsäule wird erneut genau beobachtet und untersucht.
Vom Grübchen über dem Kreuzbein wird mit dem Daumen unter leichtem Druck im Verlauf des Kreuzbein-Darmbein-Gelenkes getastet und Ablagerungen werden so weit als möglich gelöst. Je nach Übersäuerungszustand und Schlackendepots wird die Dauer dieses Therapieabschnitts gewählt.

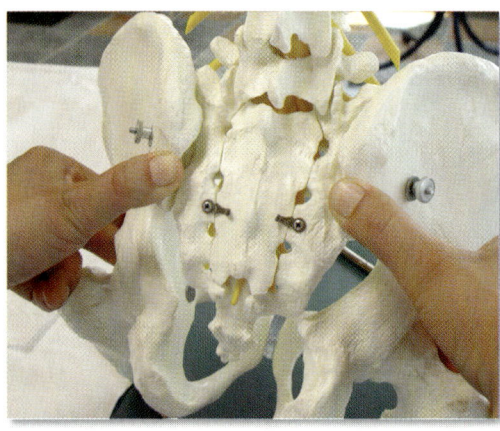

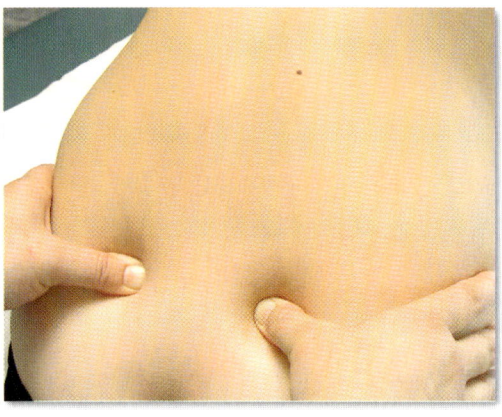

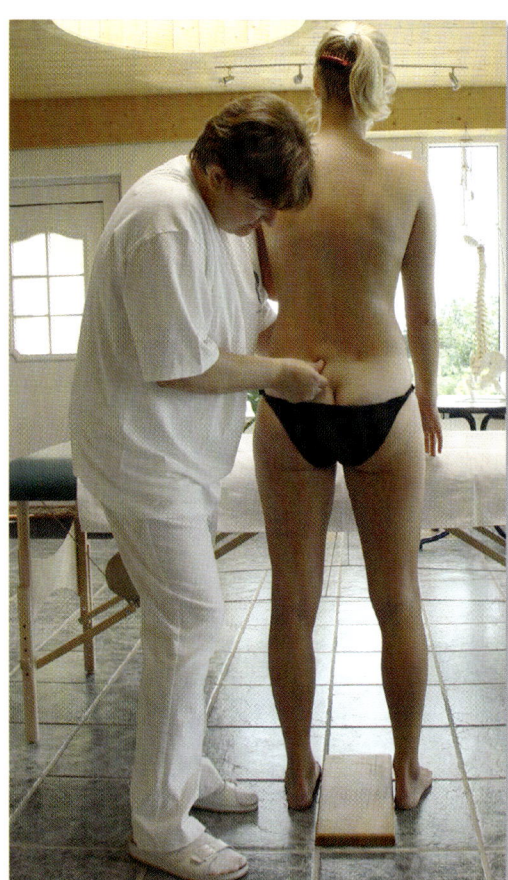

## 6. Wirbeldrücken

Der Patient steht nun seitlich des Massagebettes und stützt sich auf den Tisch. Der Therapeut steht hinter dem Patienten und beginnt, seitlich der Dornfortsätze mit Daumen oder Zeige- und Mittelfinger unter festem Druck die einzelnen Wirbel von unten nach oben zu tasten.

Nun beginnt das eigentliche Arbeiten an den einzelnen Wirbeln.

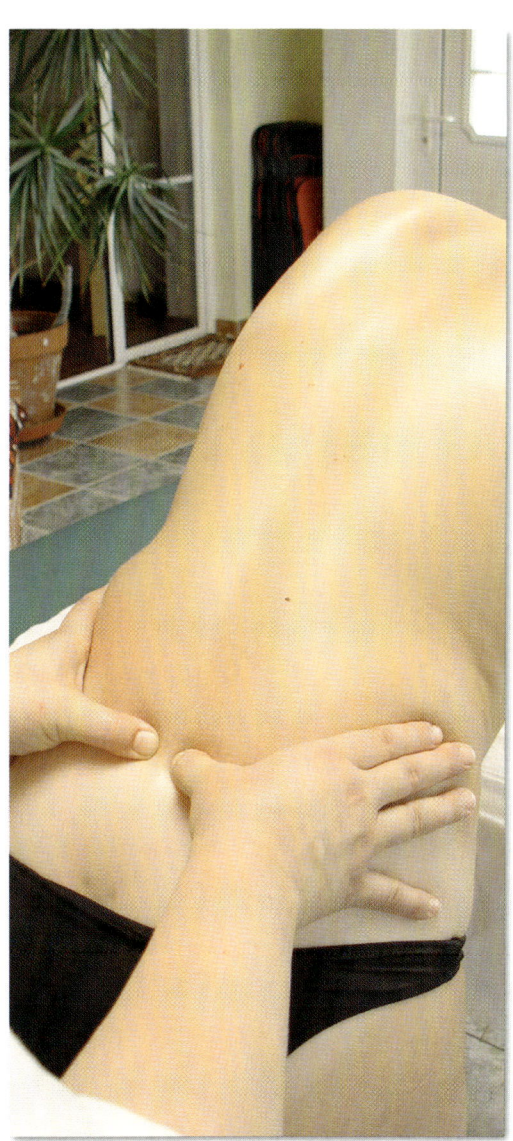

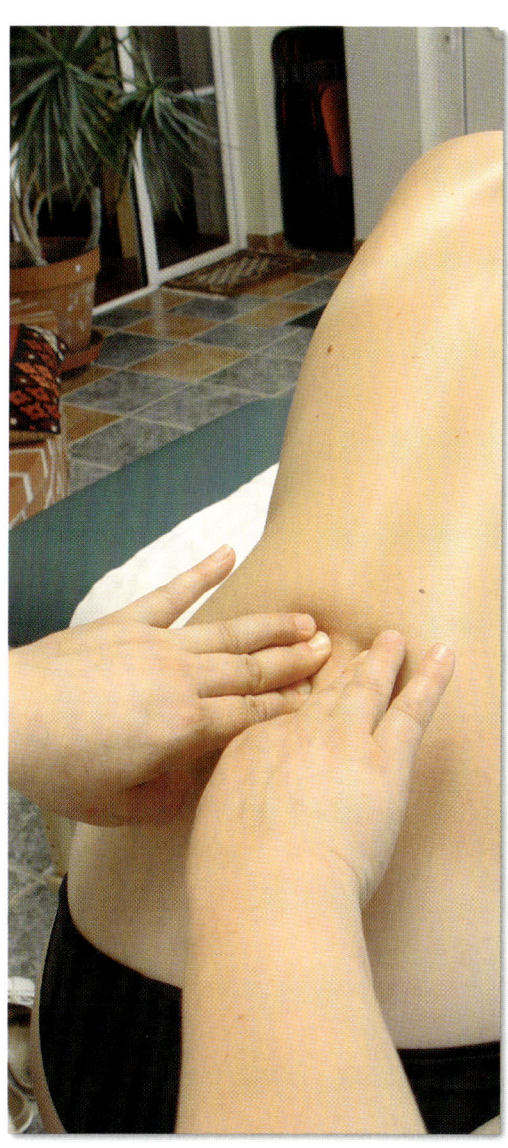

**LWS:**

Der Patient steht mit einem Bein auf einem 5 cm dicken Holzbrett, stützt sich wieder am Massagetisch ab und pendelt mit dem anderen Bein locker nach vor und zurück. Der Therapeut drückt auf der Seite des Standbeines. Unter lockerem Pendeln drückt der Therapeut zuerst vom Grübchen in Richtung Analfalte auf beiden Seiten.

Dann wird mit manchmal sehr starkem Druck auf die Querfortsätze und auf die Muskulatur zwischen Quer- und Dornfortsätzen Wirbel für Wirbel in die richtige Position gebracht. Von unten wird entweder bis zum 12. Brustwirbel oder bis zum ersten Lendenwirbel gearbeitet. Der Patient hilft mit, indem er mit den Armen seinen Rücken dem Therapeuten entgegendrückt.

Auch auf die Bandscheiben hat dieses Drücken starken Einfluss.

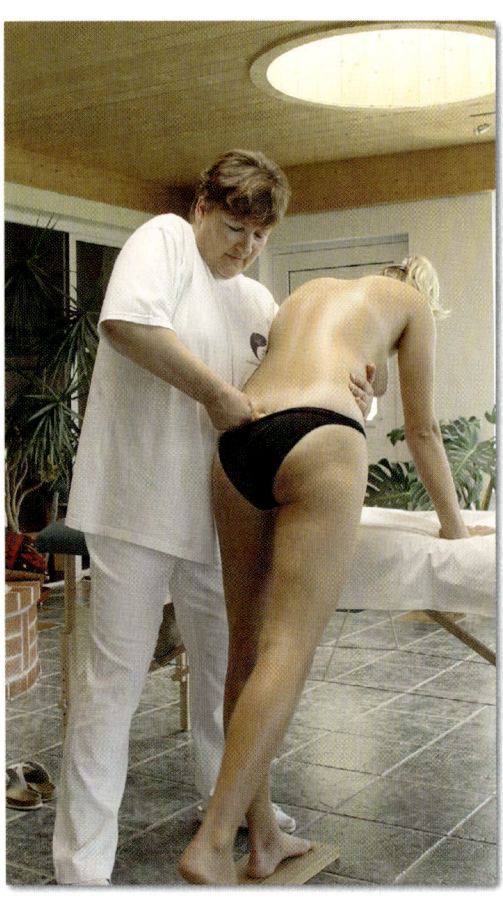

*Jetzt ist die Mithilfe des Patienten gefordert.*

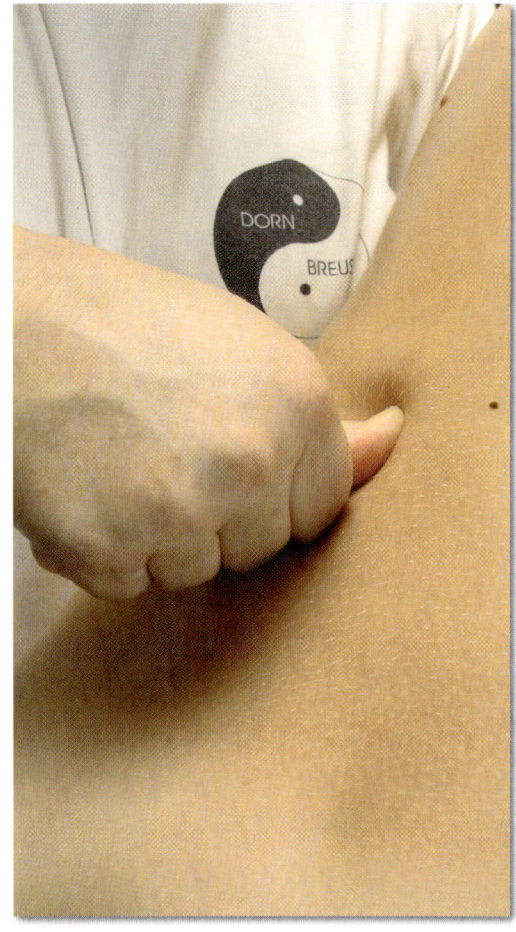

**BWS:**

Der Patient sitzt auf der Kante eines Hockers oder des Massagetisches und hat Hüfte und Knie im rechten Winkel gebeugt. Bei der Arbeit an der BWS geht man gleich vor wie an der LWS, nur dass der Patient mit dem Gegenarm pendelt. Dieses Drücken darf nie nur einseitig ausgeführt werden.

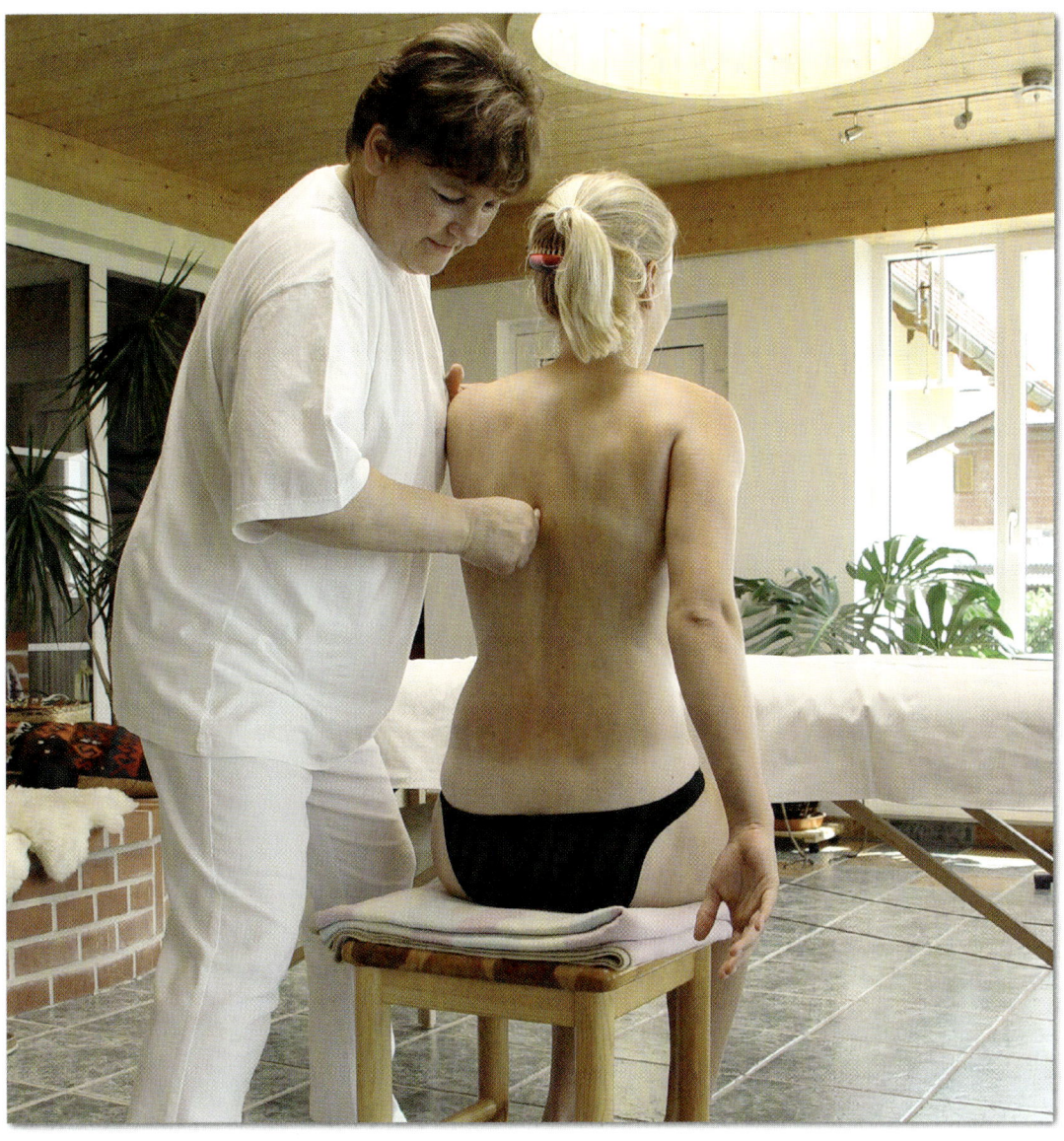

**HWS:**

Der erste Halswirbel (Atlas) wird mit dem Daumen unter dem Ohr und hinter dem Kiefergelenk gesucht und unter gleichzeitigen lockeren Kaubewegungen betastet. Das ist zwar manchmal schmerzhaft, aber bei Migräne und anderen Erkrankungen sehr wirkungsvoll.

Die weiteren Halswirbel werden nach dem üblichen Schema behandelt, der Patient schüttelt locker den Kopf (so genanntes stummes Nein-Sagen).

Sind alle Wirbel im Lot, widmet man sich den Gelenken der oberen Extremität.

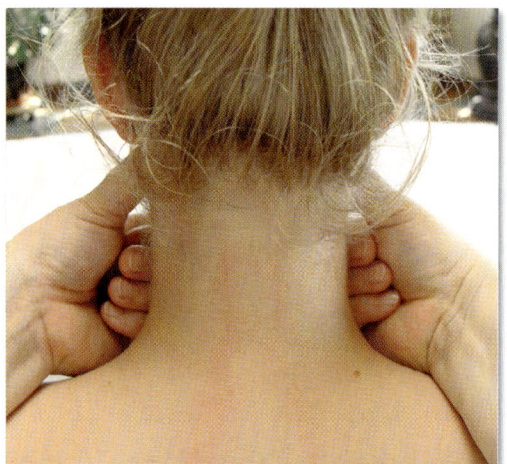

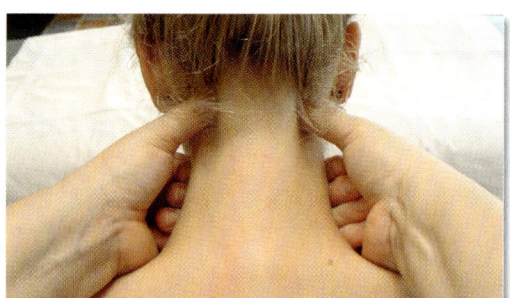

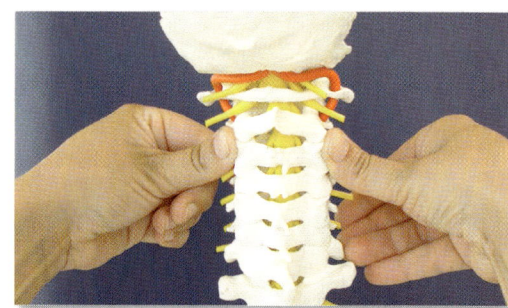

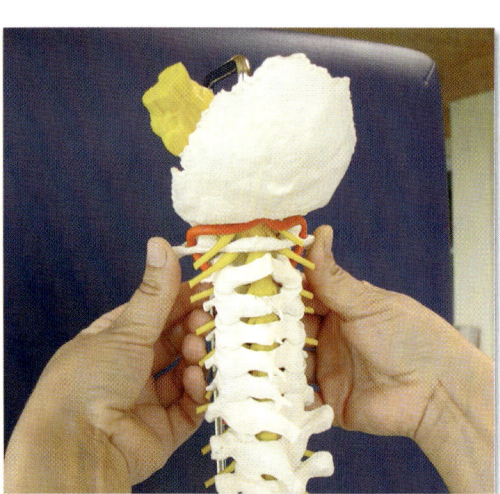

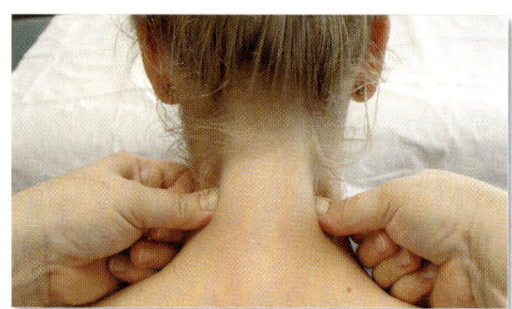

*Erst wenn alle Wirbel im Lot sind, dann kann sich der Therapeut den oberen Extremitäten zuwenden.*

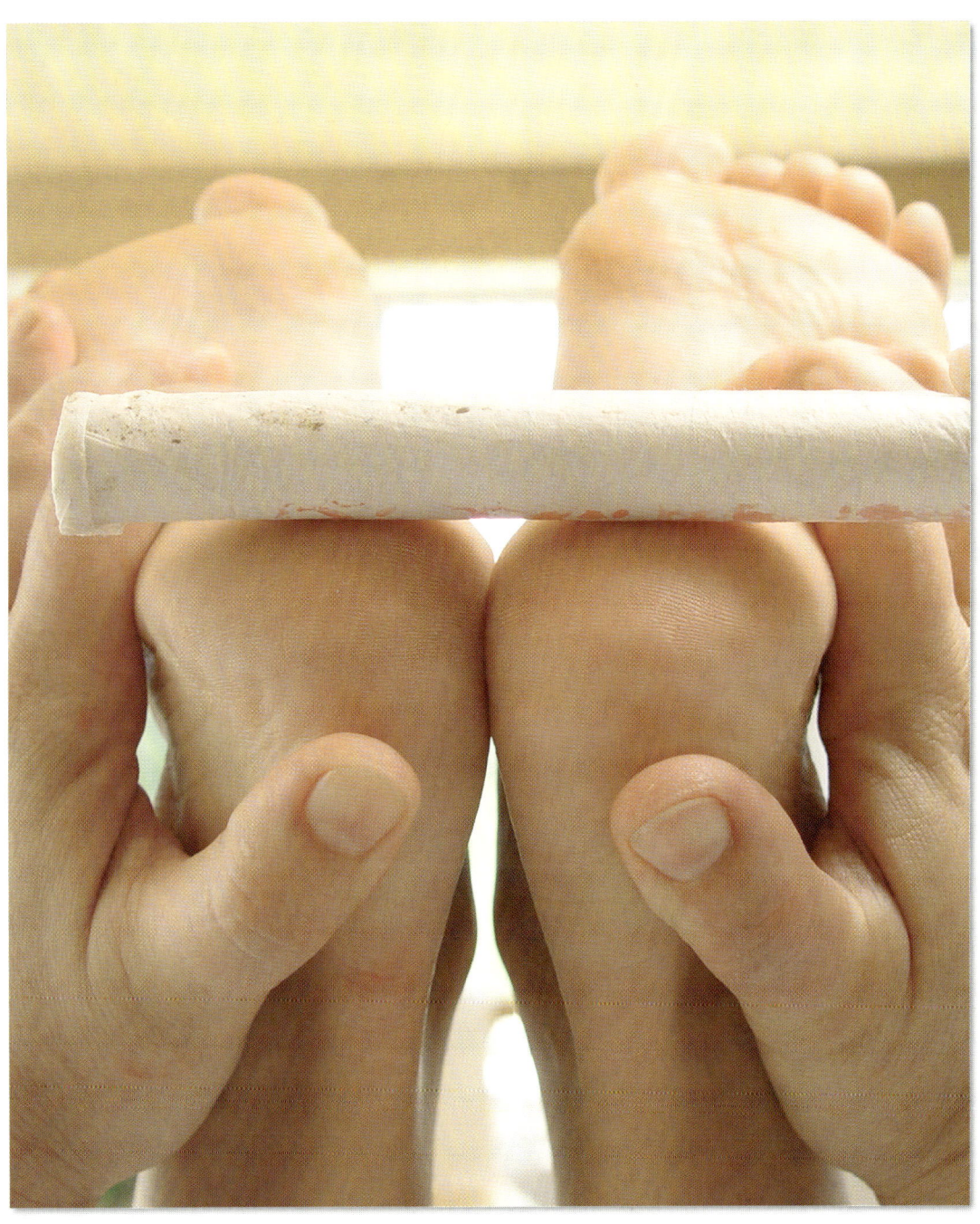

*Ausgleich der Beinlängen wurde erreicht.*

**Schulter:**

Der Arm wird seitlich in die Horizontale gehoben, eine Hand übt Druck von oben auf die Schulter aus, die andere übt am Oberarm den Gegendruck aus.

**Ellbogen:**

In einer 90-Grad-Stellung wird in abwechselnder Beuge- und Streckstellung unter Schub und Gegenschub das Ellbogengelenk bearbeitet.

**Handgelenk:**

Die Hand wird einfach hängen gelassen. Unter Druck und Gegendruck wird das Handgelenk durchbewegt. Ebenso verfährt man mit den Fingern.

Eine Seite nach der anderen wird bearbeitet.

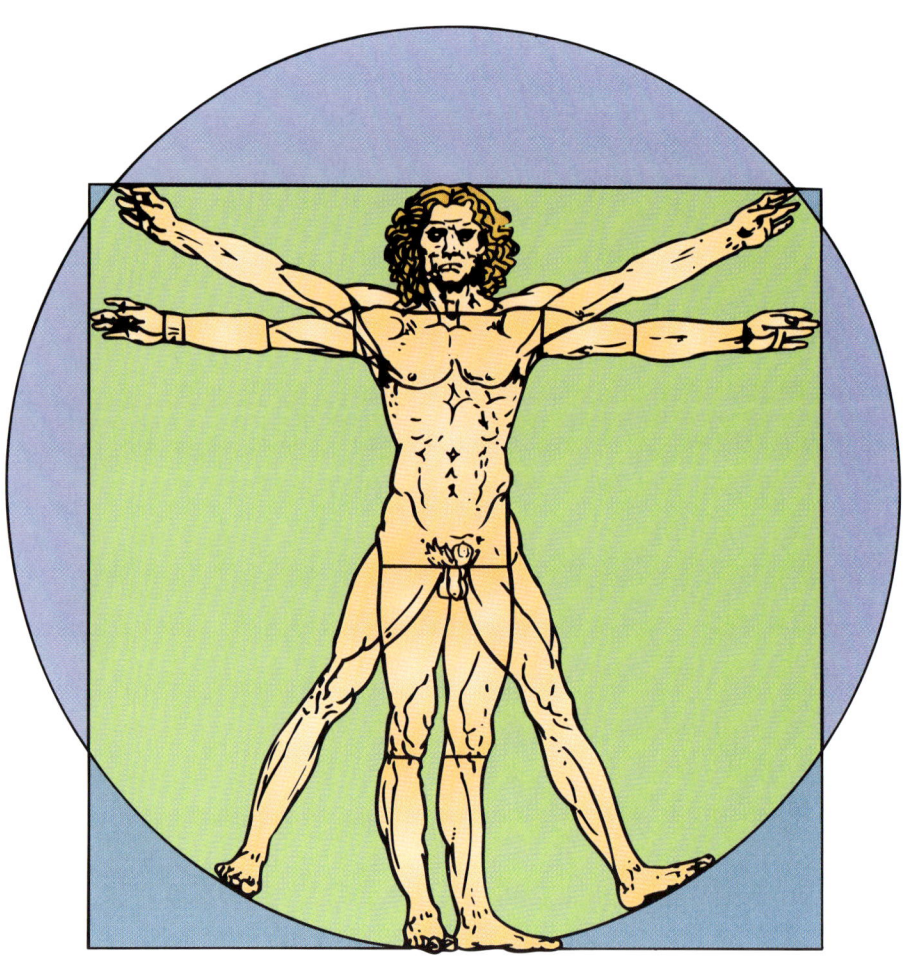

## 7. Abschluss

Nochmals wird die Wirbelsäule kontrolliert und dann mit dem Daumen von oben nach unten im Sitzen unter leichtem Druck bearbeitet. Eine nochmalige abschließende Lockerung der Muskulatur leitet ein 10- bis 15-minütiges Ruhen ein.

Der Patient wird noch darüber aufgeklärt, dass er in den nächsten Tagen leichte Schmerzen ähnlich einem Muskelkater haben kann. Eine Erstbehandlung benötigt etwa 2 Stunden. Die Patienten sollen mindestens 3 Therapien im Abstand von 7 bis 10 Tagen bekommen. Das weitere Vorgehen entscheidet der Therapeut. Alle 3 bis 6 Monate soll die Wirbelsäule kontrolliert werden und prophylaktisch durchbewegt sein. Nicht vergessen darf man die Entsäuerung des Patienten, denn ohne diese lässt sich kein dauerhafter Erfolg erzielen. Flüssigkeit in ausreichender Menge ist ebenfalls nötig. Manchmal müssen noch einige Übungen regelmäßig ausgeführt werden.

Abschließend sei noch einmal erwähnt, dass die sanfte Wirbeltherapie genauestens unter Anleitung erfahrener Therapeuten erlernt werden muss. Es handelt sich dabei nicht um eine einfache Methode nach dem Motto: Wenn du genug Kraft hast, kannst du auch drücken!

63

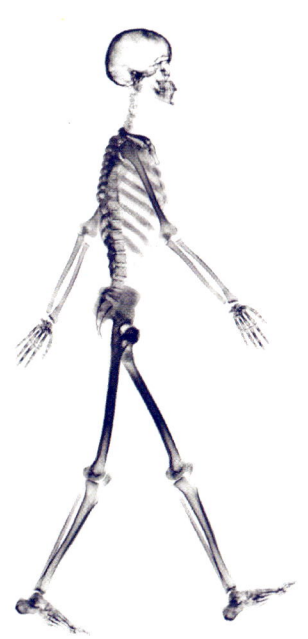
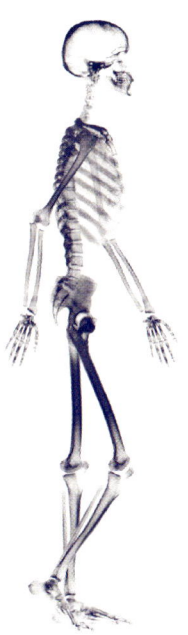
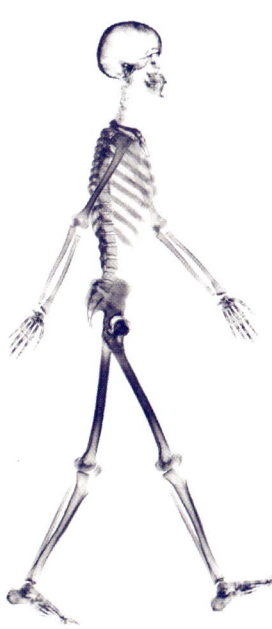

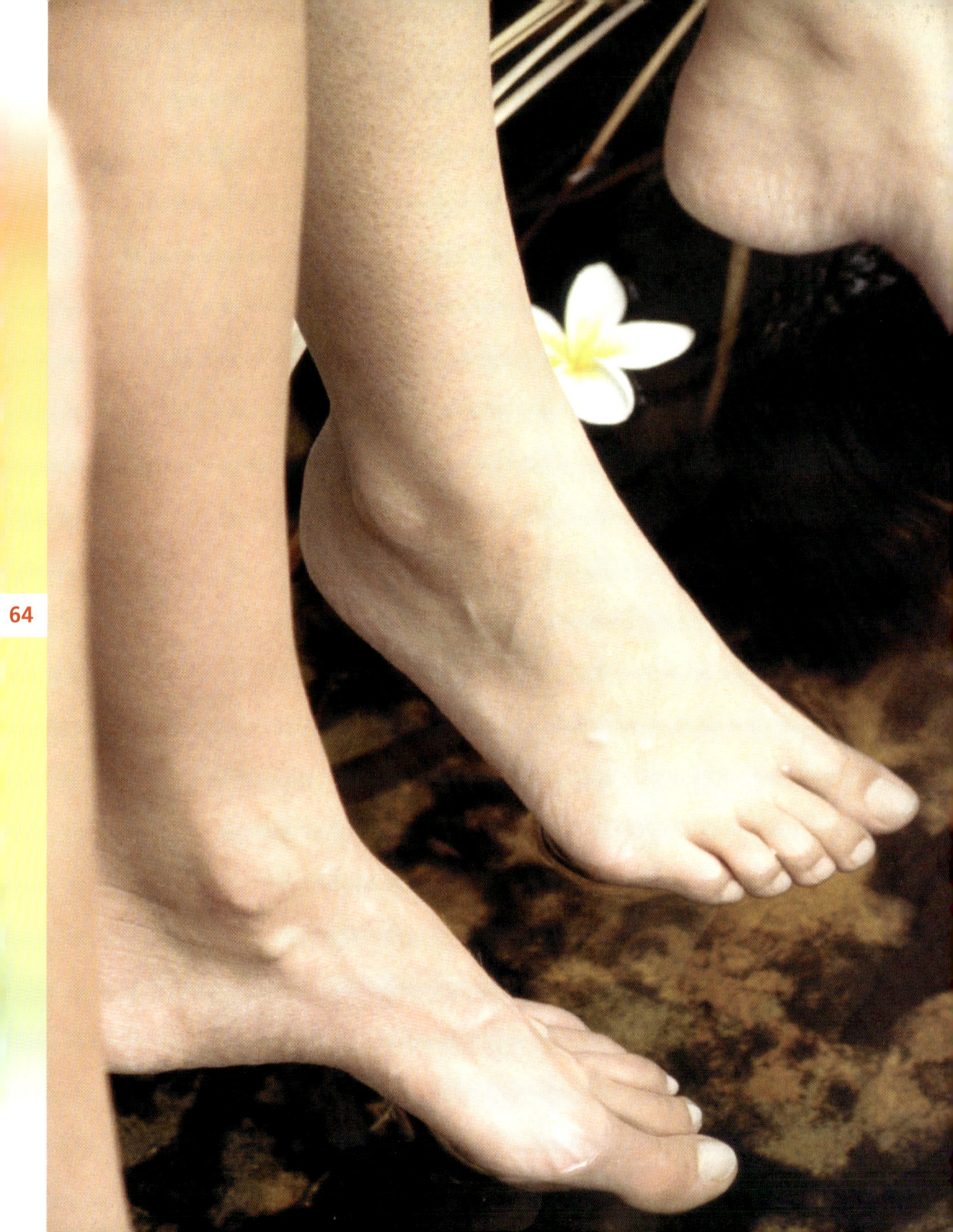

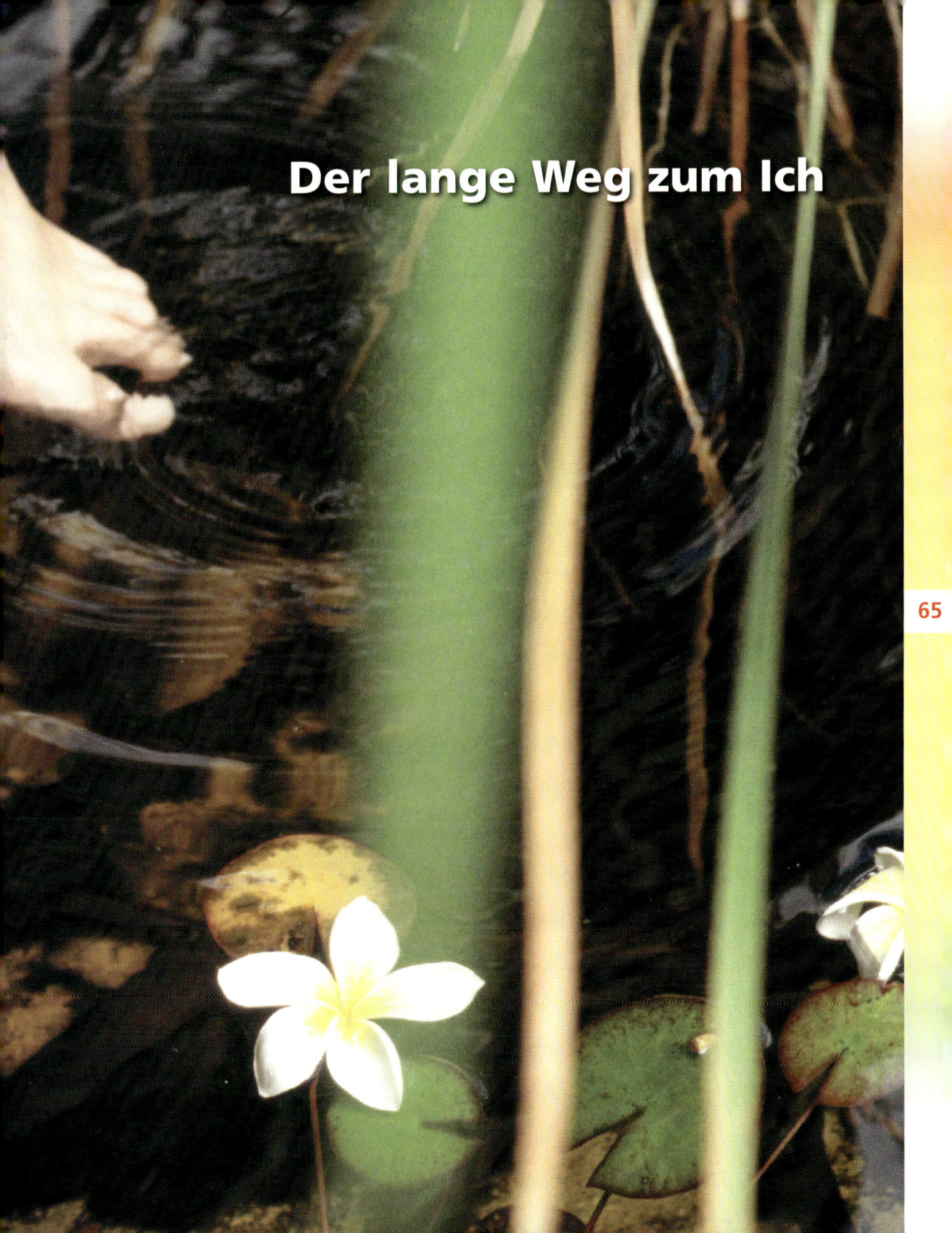

# Der lange Weg zum Ich

# Der lange Weg zum Ich

An dieser Stelle soll kein neues System der Psychotherapie erfunden werden, dennoch möchte ich einen Einblick in psychotherapeutisches Arbeiten geben. An erster Stelle jeglicher psychotherapeutischer Ausbildung steht die Eigenbeobachtung und Eigenanalyse. Oft wird dadurch Unbewusstes bewusst und unser ganzes Erleben verändert sich. Anfangs nicht immer sofort zum Angenehmen, aber dieses Verändern führt doch zu einer Reifung der gesamten Persönlichkeit und zu einem runden konflikt- und spannungsfreien Leben. Jeder Therapeut sollte sich bewusst sein, dass das Behandeln auch gleichzeitig eine psychische Wirkung beim Klienten hat – ob der Therapeut es will oder nicht. Die persönliche Beziehung zwischen zwei Menschen ist immens wichtig      für den therapeutischen Erfolg.

## Selbstdefinition

Wenn Sie ein Buch in Ihre Hand nehmen, lesen Sie etwas, das ein Fremder geschrieben hat. Mit seinen Worten, die Sie lesen, möchte er Ihnen etwas mitteilen. Der Autor möchte eine Botschaft zu Ihnen bringen. Sie können seine Worte nur lesen, aber nicht mitgestalten. Sie können diese Worte aufnehmen, mit ihnen etwas anfangen oder nicht. Sie haben die Möglichkeit, alles zu überdenken und auf Richtigkeit zu hinterfragen. Sie können auch alles ablehnen.

In diesem Teil des Buches sollen Sie zum Mitautor werden. Die gedruckten Worte sollen durch Ihr Denken zum Leben erwachen und von Ihnen handeln. Das Ziel ist, Sie zu motivieren und mit sich selbst in einen therapeutischen Dialog zu treten.

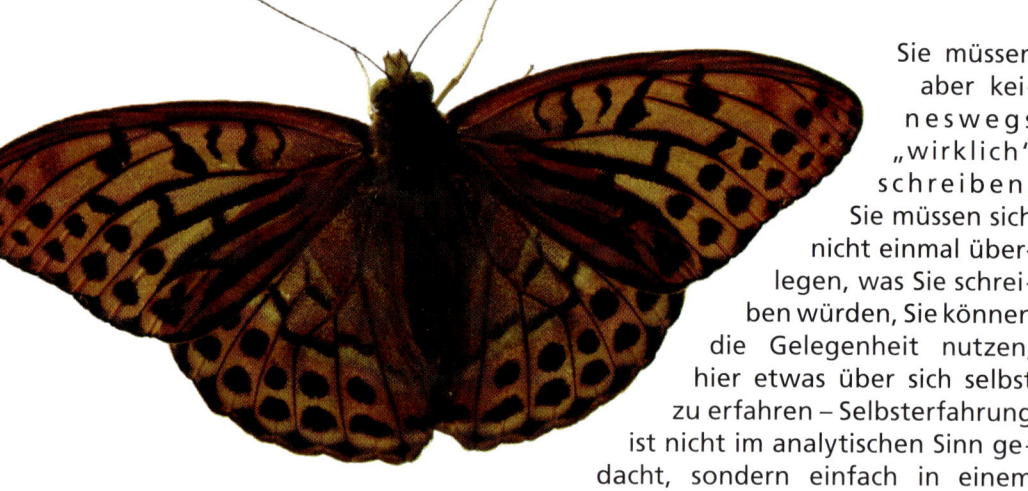

Sie müssen aber keineswegs „wirklich" schreiben, Sie müssen sich nicht einmal überlegen, was Sie schreiben würden, Sie können die Gelegenheit nutzen, hier etwas über sich selbst zu erfahren – Selbsterfahrung ist nicht im analytischen Sinn gedacht, sondern einfach in einem besseren Kennenlernen von sich selbst.

Mit anderen Worten ausgedrückt:

### Wer bin ich??

Diese Frage ist schwierig zu beantworten. Darüber haben sich Philosophen seit Jahrhunderten den Kopf zerbrochen und bis heute konnte noch niemand wirklich überzeugend darlegen, wer er wirklich ist. Es ist aber nicht die Funktion des Wirbelsäulentherapeuten, in die Philosophie des Übergeordneten einzudringen, sondern mit beiden Beinen am Boden zu bleiben. Wir haben es uns als Ziel gesetzt, beim Machbaren zu bleiben. Wir bieten keine neuen Gurulehren, auch keine neuen lebensbestimmenden Gesetze, keine neuen Meditationen, kein neues positives Denken und auch keine neue Religion. Was wir Ihnen hier frei von Manipulation näher bringen wollen, sind Sie selbst:

Ist sich wirklich jeder selbst der Nächste? Wie nahe sind Sie sich? Möchten Sie sich näher kommen? Was erwarten Sie sich, wenn Sie sich näher erfahren?

Für diejenigen, die die letzte Frage mit „Nichts" oder mit „Wenig" beantwortet haben, ist es besonders interessant sich näher kennen zu lernen. Sie haben offensichtlich den Wert Ihrer Person noch nicht erkannt und ungeahnte „Bodenschätze" in sich ruhen. Die Suche danach soll Ihnen erleichtert werden.

Für diejenigen, die sich schon kennen und auch alles über sich wissen, ist es nahezu täglich nötig, das gesamte Denksystem in Frage zu stellen. Seine persönliche Meinung als absolut richtig anzusehen,

ist ein starker Hemmschuh für Ihre Kreativität. Geben Sie sich die Chance, diesen Dialog mit sich zu führen.

## Veränderung durch Fragen

Für manchen werden die Fragen einfach und schlicht sein. Es kann aber auch sein, dass gerade diese einfachen Fragen als ungeheuer kompliziert empfunden werden. Diese sind auch bewusst einfach konstruiert, um Ihnen den Freiraum zu lassen, den Sie benötigen, um sich in Ihrem eigenen Scheinwerferlicht zu betrachten.

Hinterfragen Sie aber auch, ob im Licht Ihres Scheinwerfers auch andere etwas sehen und ob Ihre Umgebung Sie nicht völlig anders sieht. Sie werden in Ihrem Lichtkegel wie jeder andere auch Schatten haben, mit denen Sie wenig zu tun haben möchten. Diese Lücken, die andere manchmal sehen können, sind gerade die spannenden Teile Ihrer Persönlichkeit. Hier kann möglicherweise die Ursache sitzen für jahrelange unerklärliche

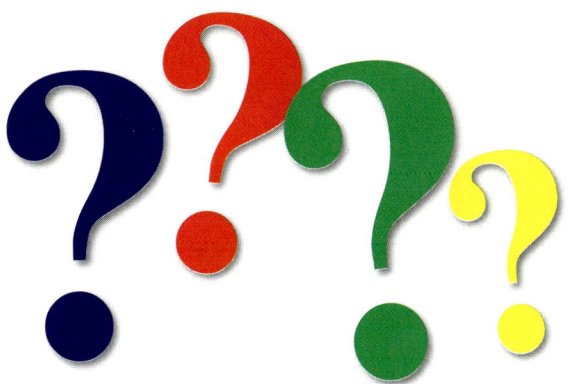

Kreuzschmerzen, für nicht nachweisbare Bandscheibenprobleme, für diverse Wirbelsäulensyndrome und sogar für das ganze Spektrum an Erkrankungen.

Ich habe im Laufe der Jahre viele Patienten mit unterschiedlichen Problemen kennen gelernt, die das ganze Repertoire der klassischen Schul- und auch der Alternativmedizin hinter sich hatten und nichts half.

**Beispiel:**

Eine ungefähr 50-jährige Frau litt an nicht zu lindernden Rücken- und Gelenkschmerzen. Als sie durch Zufall auf den jungen Hund ihres Nachbarn aufpassen musste und mit diesem den ganzen Tag verbrachte, gab ihr das ihre Lebensfreude zurück und sie vergaß ihre Schmerzen. Sie erzählte mir davon mit den Worten: „Der Hund hat mir mit seiner Lebensfreude die Augen geöffnet. Ich habe mich so sehr auf meine Schmerzen konzentriert, dass ich keine Zeit mehr hatte mich zu freuen."

Es geht darum, diese unsichtbaren Teile zu finden, damit neue Lebensfreude erwachen kann. Die blockierende Wirkung der Psyche soll entdeckt werden, denn auch so können Blockaden gelöst werden. Es wird die so genannte Verdeckungsenergie frei und aktiviert damit die Heilungskräfte.

Mit dem Auffinden verdeckter Stellen kann es aber kurzfristig auch unangenehm werden, denn bisher wurde viel Energie für das Verdecken dieser Schatten aufgewendet. Wenn Sie aber den Willen haben sich weiterzuentwickeln und auch bereit sind sich kurzfristig unsicher zu fühlen, dann haben Sie die besten Voraussetzungen mehr aus sich zu machen, Ihre Leiden anders zu betrachten oder sich frei zu entfalten.

## Der Weg ist das Ziel

Sie können nur dann weiterkommen, wenn Sie zurückgehen und immer wieder Anlauf nehmen, um die Hürden, die Sie sich selbst ins Leben stellen, zu überspringen. Natürlich ist es einfacher, Hürden zu umgehen oder erst gar nicht den Versuch zu wagen, diese zu bewältigen. Damit können Sie zwar die Gefahr vermeiden zu stolpern oder manchmal auch zu scheitern, Sie nehmen sich aber auch die Chance auf das grandiose Gefühl, eine Hürde gemeistert zu haben.

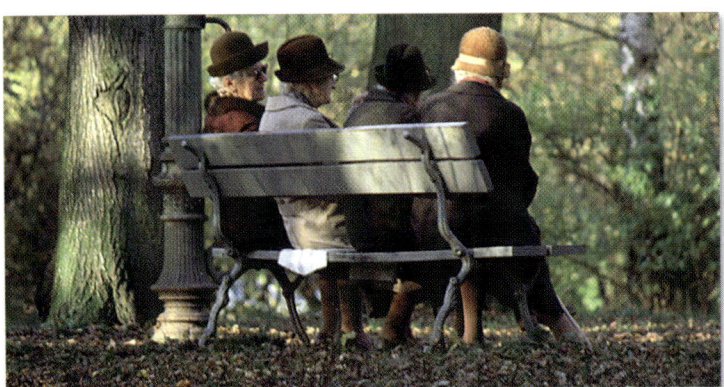

*Schmerzen können auch Ausdruck von Verlust der Lebensfreude sein.*

Manchmal liegt die Befriedigung schon im Erkennen von Hindernissen. Manche können auch von niemandem gemeistert werden. Es ist nicht alles machbar. Der 40-Jährige muss erkennen, dass er nicht mehr 20 ist. Er kann die körperlichen Leistungen nicht mehr so vollbringen. Es muss ihm bewusst sein, sollte aber nicht zum Problem werden. Manches im Leben muss man akzeptieren, auch wenn es schmerzhaft ist.

Um Ihre Erwartungen nicht zu hoch anzusetzen und um Sie etwas zu entlasten, nochmals unser Motto:

**Der Weg ist das Ziel.**

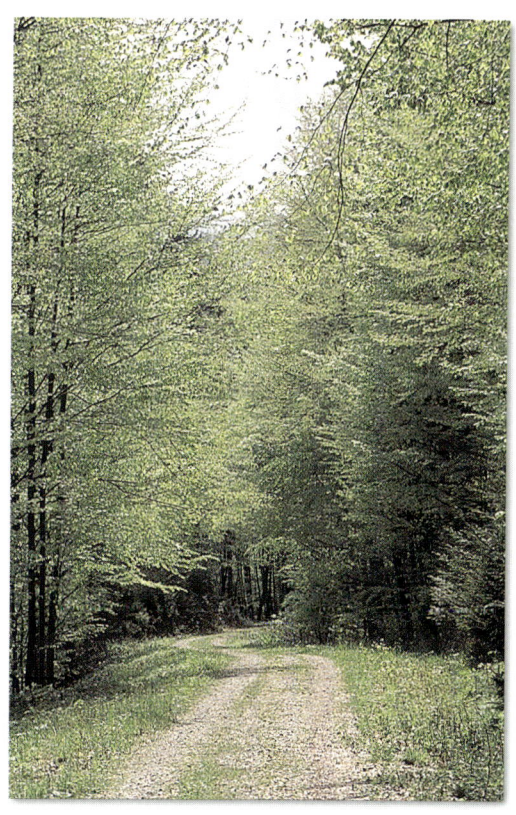

## Glück und Zufriedenheit

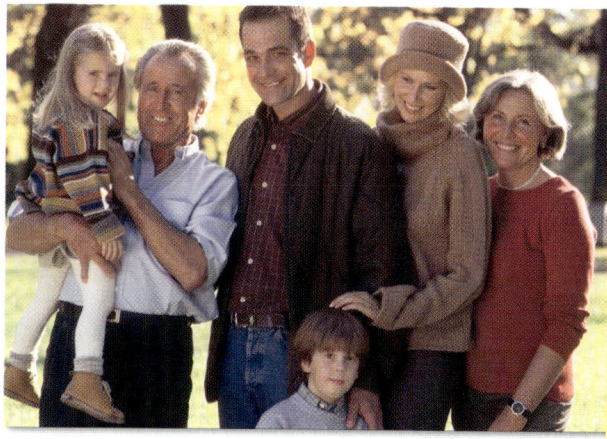

*Familie bedeutet für viele Menschen Glück.*

Sind Sie glücklich?
Was bedeutet es glücklich zu sein?
Waren Sie schon glücklich?
Was kann Sie glücklich machen?
Würden Sie dann glücklich bleiben?
Was könnte Ihr Glück zerstören?
Wann werden Sie das nächste Mal glücklich sein?
Haben Sie es schwerer oder leichter als andere glücklich zu sein?
Woran liegt das?
Könnte Sie eine andere Person glücklich machen? Wer?
Wollen Sie überhaupt glücklich sein?
Was können Sie zu Ihrem Glück beitragen?
Was kann Ihr Glück behindern?
Gibt es Glücklichsein überhaupt?
Was ist so schön am Glücklichsein?
Macht es Sie glücklich andere glücklich zu machen? Wen?
Sind Sie unglücklich?
Wenn Sie unglücklich sind, sind Sie dann traurig?

69

Das Thema Glücklichsein steht deshalb am Anfang des Fragens, denn Glück will jeder erreichen, die meisten verstehen aber völlig unterschiedliche Zustände als Glück. Eine Patientin bezeichnete es als größtes Glück wieder einen Schritt ohne Hilfe gehen zu können. Sie hatte einen Schlaganfall und es war tatsächlich ihr größtes Glück – dieser kleine Schritt.

Für Sie ist es wichtig sich darüber im Klaren zu sein, was Glück für Sie bedeutet. Ob wahres Glück existiert, ist nach wie vor ein Rätsel. Die Lösung liegt wohl in der Erkenntnis, dass dauerhaftes und intensives Glück nicht erreichbar ist. Oder anders ausgedrückt: Nach einem sonnigen Sonntag kommt auch wieder ein verregneter Montag.

## Die Angst vorm Altern

Wie alt wollen Sie werden?
Wie wollen Sie alt werden? Mit wem?
Wie möchten Sie nicht alt werden?
Was tun Sie um so alt zu werden,
wie Sie es wollen?
Was tun Sie nicht?
Beunruhigt es Sie,
an Ihr Altwerden zu denken?
Haben Sie Angst vorm Altwerden?
Muss jeder alt werden?
Haben Sie Angst vor dem Tod?
Warum muss jeder sterben?

Sterben wurde als Beispiel für einen ebensolchen verdeckten Teil der Persönlichkeit gewählt. Automatisch wird das Thema Erkrankung und Tod von uns verdrängt und beiseite geschoben. Wir wollen damit nichts zu tun haben. Der Gedanke daran flösst uns Furcht und Unbehagen ein.

Selbst die gesamte Gesellschaft kann sich dagegen nicht wehren: Sterbende und schwer kranke Menschen werden möglichst abgeschoben. Im Allgemeinen will die Masse unserer Mitmenschen mit ihnen nichts zu tun haben, da sie uns unsere eigene Sterblichkeit vor Augen führen. Aus diesem Grund ist das Krankheitserleben bei „sichtbaren" Veränderungen besonders stark. Es wird oft Machtlosigkeit und Hilflosigkeit empfunden.

Die Gefahr beim Verdrängen von Krankheit und der Möglichkeit des Todes liegt darin, dass man sich nicht genügend davor schützt. Sonst wäre es wohl kaum möglich, dass Millionen Menschen so leben, dass sie ihr Leben verkürzen. Dabei zerstören sie auch ihre Lebensqualität im Alter.

Wir schieben die Angst vor Behinderung und Krankheit von uns weg. Wir verwenden oft die Ausrede, dass es doch Schicksal ist, wenn es einen erwischt. Wir scheuen uns gleichzeitig aber nicht, täglich unnötig große Risiken einzugehen.

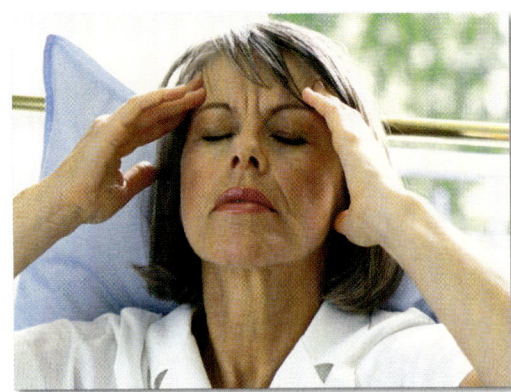

*Viele Menschen haben Angst vor dem Älterwerden.*

70

Ist die Angst bewusst, schützt sie vor dem befürchteten Ereignis, da sich das Verhalten ändert. Bewusste und akzeptierte Angst wird zur schützenden Kraft.

Ein Mann, der sich vor einem Herzinfarkt ehrlich fürchtet, wird Nichtraucher sein, kaum Übergewicht haben, sich bewusst ernähren und Sport betreiben. Er wird sich auch regelmäßig beim Arzt untersuchen lassen. All dies schützt ihn vor dem Ereignis, vor dem er sich fürchtet.

## Organismus und Körper

Die Beziehung zu unserem Körper ist nicht immer eine wohlwollende. Manchmal wird der Körper gepeinigt. Die Ursache liegt aber meist in der Grundeinstellung, wie man mit seinem Körper umgeht. Wenn wir den Körper nicht pflegen und nicht auf ihn achten, wird er sich eines Tages rächen und einige Organe werden uns „die Freundschaft kündigen". Es sollte uns bewusst werden, dass „Körper, Geist und Seele" mehr ist als ein Schlagwort.

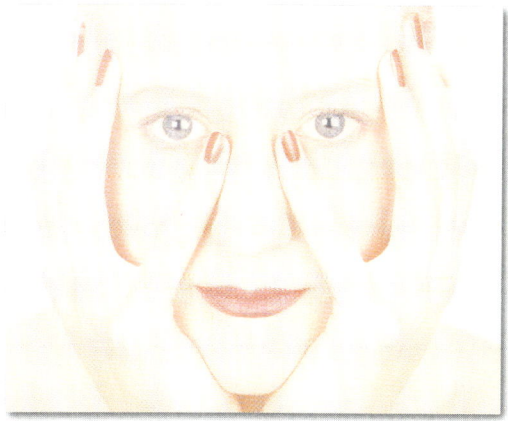

*Wie sehen Sie sich selbst?*

Was bedeutet Ihnen Ihr Körper?
Legen Sie Wert auf Ihr Äußeres?
Haben Sie an Ihrem Körper etwas auszusetzen?
Sind Sie zu klein/groß, zu dick/dünn?
Haben Sie durch Ihr Äußeres Vor-/Nachteile?
Wie gehen Sie mit hässlichen Menschen um?
Sind Sie neidisch auf „schöne" Menschen?
Würden Sie sich durch eine Behinderung ändern?
Wie würde Ihre Umgebung darauf reagieren?
Könnten Sie sich helfen lassen?
Sehen Sie sich Hilfsbedürftigen gegenüber über-/unterlegen?
In welcher Beziehung?
Haben Sie sich mit dem Gedanken auseinander gesetzt, dass Ihnen etwas passieren könnte?
War Ihnen die letzte Frage unangenehm?

Vielleicht sehen Sie diese Fragen als Angstmacher und fühlen sich beim Denken nicht wohl. Es kann sein, dass Sie sogar Unbehagen empfunden haben. Das ist völlig natürlich. Wer setzt sich schon gerne damit auseinander, dass er selbst im Mittelpunkt stehen könnte, wenn etwas passiert?

> „Man soll doch nicht den Teufel an die Wand malen."

Nicht umsonst spricht der Volksmund in diesem Zusammenhang vom Teufel. Es ist erleichternd, reale Gefahren zu mystifizieren und damit zu hoffen, dass sie nicht eintreffen. Die Wahrheit ist: Sie sind auch dort Herr Ihres Schicksals, wo Sie diesem scheinbar ausgeliefert sind. Gerade in der Möglichkeit, sein Leben aktiv und bewusst zu schützen, liegt der große Gewinn.

## Lebensbild, Regeln, Überzeugungen

Durch den Dialog mit sich selbst haben Sie die Möglichkeit, Ihr gesamtes Denken auf fehlgeleitete Denksysteme zu überprüfen. Erkenntnisse, die Sie automatisch für wahr halten, weil es immer schon so war, weil es jetzt so ist und weil es immer so sein wird. Außerdem sagen das alle. Sie erkennen solche **Systemregeln**, die Ihr Lebensbild beeinflussen, oft an Einleitungen wie:

Man soll ...
Man darf nicht ...
Du sollst ...
Es ist nicht gut, wenn ...
Ein Mensch muss ...
Man kann doch nicht ...

Es geht für uns nicht um die Bewertung, ob diese Regeln richtig oder falsch sind. Sie sollen motiviert werden, Ihre System-

regeln zu erkennen und auf Ihre persönliche Gültigkeit hin zu überprüfen.
**Ein Beispiel:** Man muss Leistung bringen ...

Was ist Leistung für Sie?
Müssen Sie Leistung bringen?
Was passiert, wenn Sie keine Leistung bringen?
Müssen Sie immer Leistung bringen?
Wem müssen Sie Leistung bringen?
Verlangen Sie von Ihrer Umgebung Leistung?
Bringen Sie mehr Leistung als andere?
Sind Sie leistungsorientiert?
Bringt Ihnen Leistung Lebensfreude?
Nimmt Ihnen Leistung Lebensfreude?
Kann Leistung Sie krank machen?

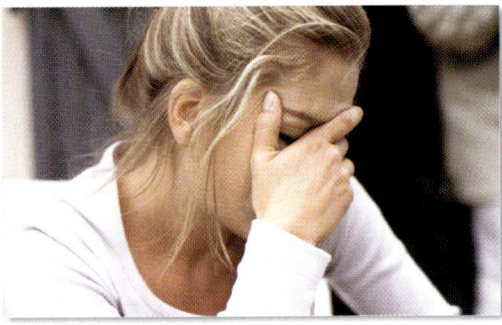

*Kann Leistung krank machen?*

**Weitere Beispiele, die Sie durchdenken könnten:**
Man soll schauen, dass es einem gut geht ...
Man muss korrekt sein ...
Die 10 Gebote ...
Man soll im Leben immer eine klare Linie verfolgen ...
Ein aufrechter Mensch ist konsequent ...
Was man einmal gesagt hat, muss immer gelten ...

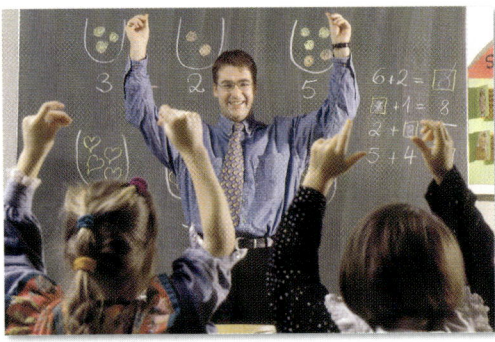

*Leistung wird schon früh erwartet.*

72

Gerade die Psychosomatik der Wirbelsäule hat oft ihre Ursachen in fehlgeleiteten Systemregeln. So neigen Menschen mit übertriebenem Leistungsdenken im Erschöpfungszustand dazu, sich über Beschwerden in der Lendenwirbelsäule auszudrücken. Sie versagen mit ihrer Geradlinigkeit und die Wirbelsäule kann die Lasten des Lebens nicht mehr tragen. In diesem Fall wird eine Bandscheibenoperation wohl kaum den gewünschten Erfolg bringen.

Wenn Sie diese Regeln, die sogar zu persönlichen Gesetzen werden können, immer befolgen, dann nehmen Sie sich gleichzeitig das Recht auf Weiterentwicklung und Reifung Ihrer Persönlichkeit. Sie werden starr immer dieselbe Meinung vertreten und können sich keiner Erweiterung Ihres Bewusstseins hingeben.

Können Sie Ihre Meinung ändern?
Lassen Sie sich überzeugen, wenn Sie „falsch" liegen?
Ist es Ihnen wichtig, Ihre Meinung mitzuteilen?
Überzeugen Sie gerne andere von Ihren Ansichten?
Hören Sie gerne zu?
Können Sie Meinungen anderer leicht akzeptieren?
Argumentieren Sie mit „Man soll ..., man darf ..."?
Welche persönlichen Systemregeln sind Ihnen besonders wichtig?
Halten Sie sich starr daran?
Welche würden Sie am liebsten über Bord werfen?
Wann halten Sie sich nicht daran?
Welche Vorurteile haben Sie?

Bringen Ihnen diese Vor-/Nachteile?
Wie bilden Sie sich Ihre Meinung?
Fühlen Sie sich öfter unverstanden?
Werden Ihre Ansichten ernst genommen?
Werden Sie oft um Rat gefragt?
Warum/warum nicht?
Wer/Was könnte Ihre wichtigsten Regeln umwerfen?
Welche Funktion haben Ihre Regeln?
Wem dienen Sie?
Wie sind diese entstanden?
Sind Ihre Regeln auch für andere gültig?
Für wen? Warum für diese Personen?
Für wen nicht?
Könnten Sie in einer anderen Kultur (Indien oder Pakistan) Ihre Regeln aufrecht halten?

73

## Die Vergangenheit als sicherste Form des Seins

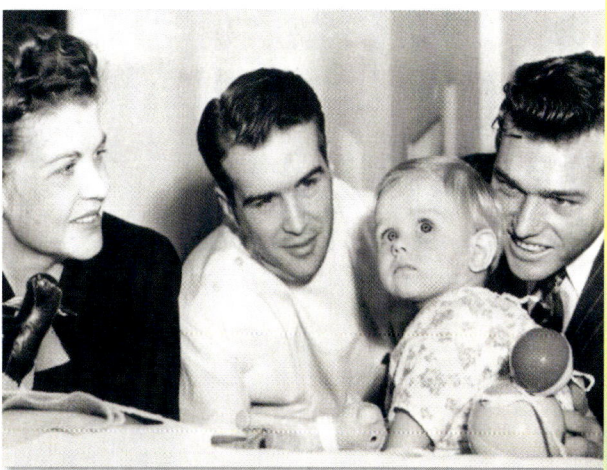

Nachdem Sie sich bisher mit Ihrer allgemeinen Lebensphilosophie auseinander gesetzt haben, wird es jetzt langsam konkret. Es geht um Sie und Ihre Lebensgeschichte. Sie möchten mehr über sich erfahren. Dazu fragen wir am besten in der Vergangenheit nach:

Wer/Was hat Sie zu dem gemacht, was Sie jetzt sind, was Sie fühlen, denken und tun? Und wie?

So einfach können wir es uns auch wieder nicht machen, denn Ihre persönliche Lebensgeschichte steckt sicher voller Wichtigkeiten. Mögen diese von außen betrachtet auch als unscheinbar erscheinen. Die wichtigen Ereignisse in Ihrer Vergangenheit sollten Sie erkennen können und zu Ihnen stehen. Das macht den Unterschied aus, den wir landläufig Erfahrungen nennen.

Alles, was Sie bis jetzt erlebt haben, hat Sie zu dem gemacht, was Sie jetzt sind. Die Vergangenheit ist die sicherste Form des Seins und damit nicht veränderbar. Entscheidend ist Ihre eigene Bewertung. Sie haben es in der Hand, Ihre Vergangenheit zu bewerten. Sie können sich aussuchen, was im „Hier und Jetzt" für Sie von Bedeutung ist. Bei den folgenden Fragen können Sie bewerten, welche Bedeutung Ihre Antworten heute für Sie haben. Ob sie wichtig sind oder nicht, werden Sie beim Nachdenken fühlen. Versuchen Sie, dabei auch an Ihre Systemregeln zu denken.

### Kindheit und Familie

Waren Sie ein Wunschkind?
Haben sich Ihre Eltern geliebt?
Wissen Sie, warum Sie Ihren Vornamen tragen?
Welche Hoffnungen hatten Ihre Eltern bei der Geburt?
Haben diese Hoffnungen sich erfüllt?
Wären Sie gerne früher/später geboren?
Hatten Sie eine gute Startposition?
Welche Rolle war Ihnen für die Zukunft zugedacht?
Hat Ihren Eltern Ihr Geschlecht gepasst?
Bekamen Sie als Kind genug Liebe?
Bekamen Sie als Kind zu wenig/zu viel Liebe?
Woran können Sie sich erinnern?
Was könnten Sie vergessen haben, was wichtig sein könnte?
Für wie wichtig halten Sie kindliche Erinnerungen?
Haben diese Fragen für Sie Bedeutung?

Gerade die frühkindliche Phase kann völlig unterschiedlich beurteilt und erlebt werden. Hier das überbehütete Kind, von allen Gefahren fern gehalten, verwöhnt, im goldenen Käfig, über alles geliebt, mit Geschenken verwöhnt und

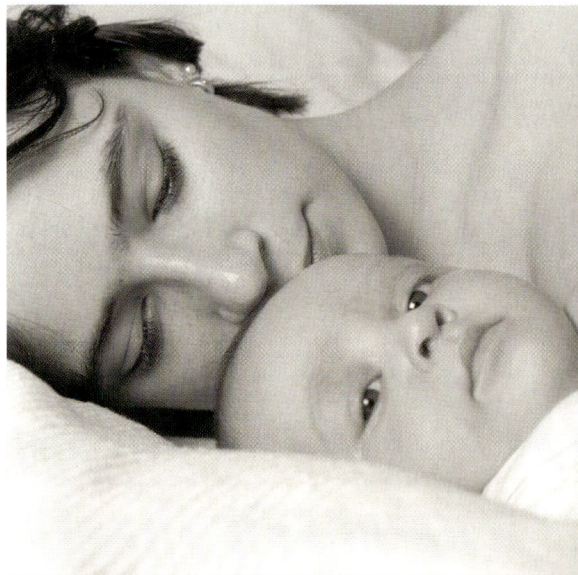

*Waren Sie ein Wunschkind?*

74

doch nicht glücklich. Dort das ungewollte Kind, in Armut und Entbehrung, ständig mit dem Existenzkampf beschäftigt und allein auf sich selbst gestellt.

Hier geht es nicht um tiefenpsychologische Deutungen, sondern darum, dass Sie nachdenken und nachfühlen, inwieweit Sie einzelne Eigenschaften in Ihrer Kindheit entwickelt haben. Auch wenn Sie sich nur schwer erinnern, Sie waren als Kind eine real existierende Person mit eigenen Gedanken, Gefühlen, Ängsten und Hoffnungen. Vielleicht gelingt es Ihnen, von Personen aus Ihrer Umgebung nachträglich Informationen über Ihr Kindsein zu bekommen. Manchmal kann man auch mit seinen Kindern Erfahrungen über die eigene Kindheit machen.

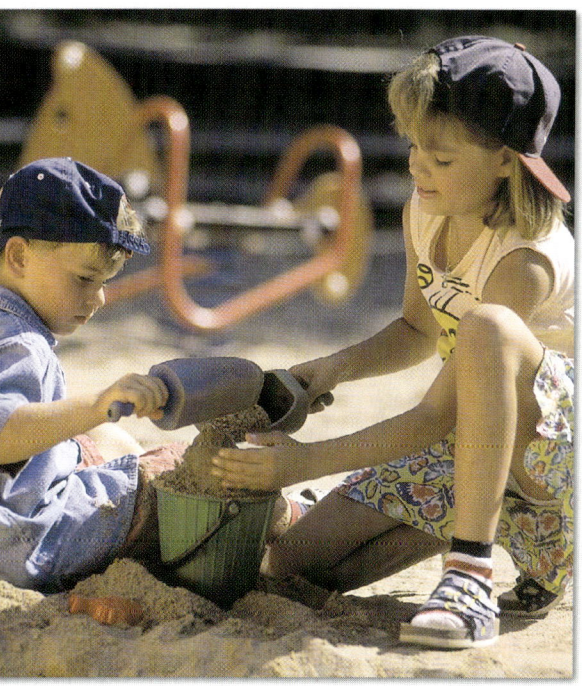

*Hatten Sie viele Freunde?*

## Kind und Lebensgeschichte

Waren Sie ein braves Kind?
Hatten Sie viele Freunde?
Was wurde von Ihnen gefordert?
Wer war besonders wichtig für Sie?
Gibt es etwas, was Sie gerne bekommen hätten, aber nie hatten?
Was haben Sie sich immer am meisten gewünscht?
Konnten Sie es erreichen?
Wovor hatten Sie am meisten Angst?
Wie sehen Sie diese Angst jetzt?
Hätten Sie gerne mehr/weniger Geschwister gehabt?
Hatten Sie ein befriedigendes Familienleben?
Welchen Beruf wollten Sie ergreifen?
Was war so toll daran?
Wie erlebten Sie Ihre Umgebung?
Hatten Sie viele Veränderungen erlebt?
Sind Sie mit Ihrer kindlichen Vergangenheit zufrieden?

Was Ihre persönliche Entwicklungsgeschichte angeht, können Sie natürlich mehr oder weniger konkret darauf eingehen. Entscheidend ist, was aus heutiger Sicht für Sie noch wichtig ist. Sie können versuchen, Ihr Erwachsenwerden in allen Phasen durchzugehen.

Die Gegenwart, also das Hier und Jetzt ist der Schnittpunkt von Vergangenheit und Zukunft. Sie stellt lediglich einen Teilaspekt und eine Momentaufnahme der Persönlichkeit dar. Um sich selbst zu entwickeln, braucht es also mehr als nur einen Augenblick zu betrachten. Sowohl die Vergangenheit als auch die Zukunft bestimmen unser Sein.

Aber was macht es aus, dass wir uns immer und ständig verändern, was ist die treibende Kraft, die uns immer weiterbringt?

## Die wichtigen Dinge des Lebens erkennen

Entscheidend ist letztendlich die Verbesserung der Lebensqualität. Gehen Sie von Ihrem Ist-Zustand aus. Es ist nicht entscheidend, wie alt Sie sind, wie viel Sie verdienen, ob Sie ein Haus besitzen oder wie viel Geld Sie Ihrer Bank schulden, ob Sie aktiven Glauben praktizieren oder Atheist sind.

Sie sollen herausfinden, wie gut Ihre Lebensbewältigungsstrategien ausgeprägt sind. Wie Sie mit Stress umgehen, wie Sie Ihre Zeit nützen, wo sich Ihre Kreativität am besten nutzen lässt. Letztendlich auch, wonach Sie sich sehnen. Dieses Sehnen versteht sich als Soll-Zustand Ihrer persönlichen Bedürfnisse. Sie sollen aber auch überprüfen, ob diese für Sie zielführend sind oder übertrieben.

Ein Defizit möchte ausgeglichen werden, ein Bedürfnis will befriedigt sein, eine Sehnsucht ruft nach Erfüllung.

Hinterfragen Sie daher Ihre Sehnsüchte und unerfüllten Träume, sonst besteht für Sie die Gefahr, Ansprüchen nachzulaufen, die Sie nie erreichen werden. Nicht erreichte Befriedigung führt zu Frustration und Mangel an Lebensfreude.

## Der Hemmschuh Luxus

Luxus wird betrachtet als etwas, das man nicht braucht. Luxus bringt aber angenehme Gefühle mit sich. Für Luxus ist es nötig sich anzustrengen, denn meist kostet dieser Geld. Ist dieser Luxus aber alltäglich geworden, wird er als normal empfunden und der Anspruch steigt. Je höher der Anspruch, umso stärker ist aber der Einsatz dafür. Die Anstrengung steigt. Das Materielle steht in der heutigen Zeit im Vordergrund. Um sich materielle Dinge leisten zu können, verzichten viele auf den Luxus der Zeit und nehmen ein hektisches Leben in Kauf.

Oft schon hörte ich den Satz: „Ich habe alles erreicht, was ich mir jemals gewünscht habe. Ich müsste eigentlich glücklich sein, bin aber völlig ausgebrannt und leer."

Wenn Ihnen das erst bewusst ist, steht die Türe zu einer neuen, leicht erreichbaren Befriedigung offen. Sie müssen den Weg nur einschlagen und auch gehen. Hinterfragen Sie Ihre wichtigsten Ziele und Bedürfnisse.

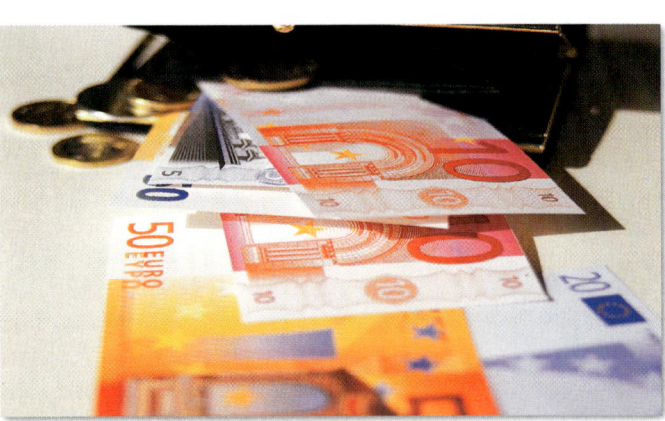

*Geld allein macht nicht glücklich.*

## Ziele, Träume und Bedürfnisse

Bei den folgenden Themen fragen Sie sich auch nach dem Stellenwert der einzelnen Bedürfnisse. Vieles wird Ihnen als Mittel zum Zweck erkennbar bleiben.

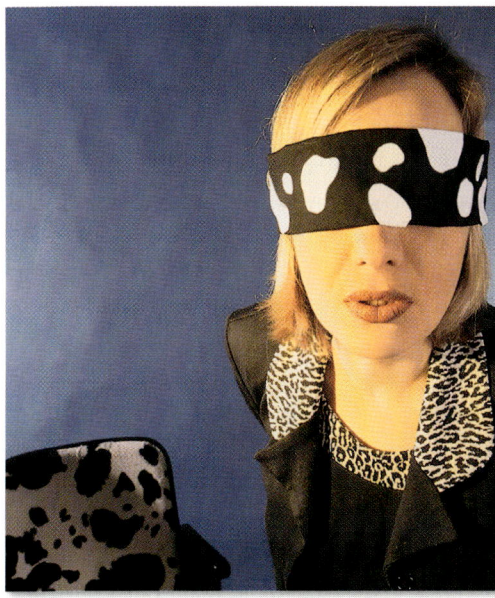

*Sehen Sie Ihren Weg klar vor sich?*

Ist Ihnen vieles wichtig?
Wie wichtig sind Sie sich selbst?
Was ist Ihnen am wichtigsten?
Legen Sie Wert auf Anerkennung?
Wollen Sie beachtet werden?
Könnten Sie als graue Maus zufrieden sein?
Brauchen Sie viel Geld für Hobbys?
Welchen Stellenwert haben Ruhe und Entspannung?
Brauchen Sie Liebe? Von wem?
Was können Sie nicht kaufen, was wichtig ist?

Wer ist für Sie wichtig?
Ist Arbeit für Sie wichtig?
Sehen Sie Ihre Aufgaben als wichtig an?
Vergeuden Sie viel Zeit mit Unwichtigem?
Wie viel ist Ihr Selbstbewusstsein wert?
Konnten Sie den Wert mancher Dinge erst erkennen, als diese weg waren?
Können Sie mit sich selbst etwas anfangen?
Brauchen Sie die Bestärkung anderer?
Fühlen Sie sich unabhängig?
Haben Sie außergewöhnliche Interessen?
Wie wichtig ist Ihnen Macht?
Befriedigt Sie Leistung?
Können Sie ohne Erregung auskommen?
Brauchen Sie viel Ruhe?
Worüber können Sie sich ärgern?
Helfen Sie gerne anderen?
Für welche Ziele würden Sie ein hohes Risiko eingehen?

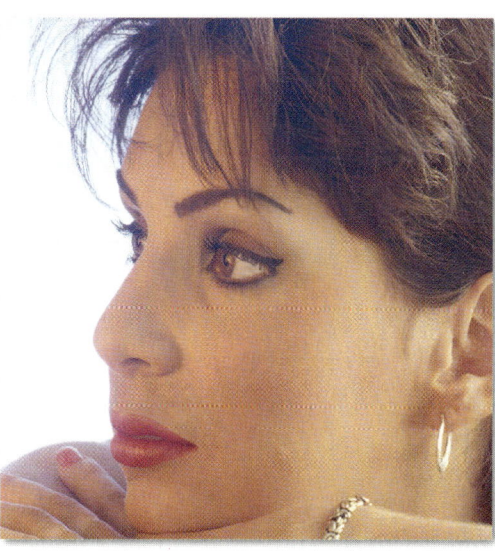

*Wie steht es um Ihr Selbstbewusstsein?*

Können Sie sich vorstellen kurz, aber gut zu leben?

Wollen Sie andere Menschen besitzen?

Was möchten Sie keinesfalls verlieren?

Wen lieben Sie?

Was möchten Sie erreichen?

Welche Ereignisse könnten Sie ungeheuer traurig machen?

Worauf wollen Sie um keinen Preis verzichten?

Ist es Ihnen wichtig sich durchzusetzen?

Von wem brauchen Sie Anerkennung?

Wer/Was ist Ihnen einen Streit wert?

Von welchen Ereignissen wollen Sie sofort informiert sein?

Welche Erfahrungen wollen Sie nicht am eigenen Leib erleben?

Brauchen Sie ein Zuhause?

Welche Ihrer Eigenschaften schätzen Sie am meisten?

Wann werden Sie zufrieden sein?

Wie viel Zeit wenden Sie für „sich allein" auf?

Was tun Sie dann?

Würden Sie sich ändern, wenn Sie Hab und Gut verlieren würden?

Was würde für Sie bedeuten: Von vorn beginnen?

Was wäre für Sie ein echter Fortschritt?

Wissen Sie jetzt, was für Sie wichtig ist?

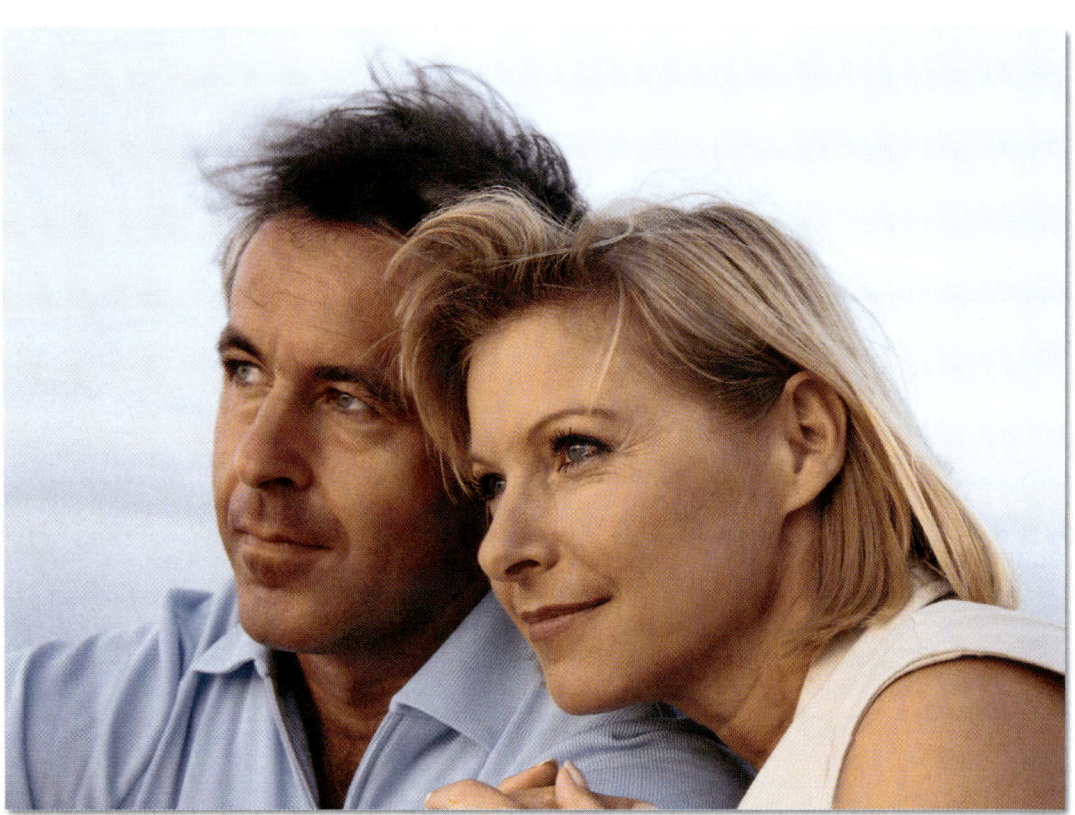

*Was ist Ihnen wichtig?*

## Sanfte Wirbelregulation und Psyche

Im Rahmen der Ausbildungen und auch bei vielen Gesprächen unter Therapeuten kommt der Psyche der Patienten immer wieder große Aufmerksamkeit zu. In den Fallberichten, die für die Prüfung zum Therapeuten vorgestellt werden, wird auch immer von psychischen Komponenten berichtet.

Es lässt sich nicht leugnen, dass bei einer Behandlung auch immer ein Begreifen hinzukommt. Dieses Begreifen ist nicht auf den rein körperlichen Aspekt beschränkt. Unsere Klienten teilen sich mit.

Ich habe beobachtet, dass einzelne Therapeuten unbewusst psychotherapeutische Interventionen einsetzen, die sie aus der Erfahrung entwickelt haben. Das hier vorliegende Modell soll so verstanden werden, dass durch nicht zielgerichtete, offene Fragen der Klient dazu bewogen wird, sein eigenes Sein zu hinterfragen.

Ich möchte aber noch betonen, dass die Antworten vom Therapeuten nicht interpretiert werden sollen. Außerdem ist ein Abgrenzen wichtig. Wenn ein Klient in die Tiefe gehen möchte, empfiehlt sich professionelle Hilfe bei einem ausgebildeten Psychotherapeuten.

Aus langjähriger Erfahrung im Bereich der Wirbeltherapie sei die immense Bedeutung und der immense Einfluss der Psyche auf dieses Organ betont. Eine Behandlungsform, die diese außer Acht lässt, stellt nur einen Teilbereich der Therapie dar und hat keinen Anspruch auf zufrieden stellende und ganzheitliche Erfolge.

Jedenfalls soll die Betrachtung der Psyche im gesamten therapeutischen Verlauf eine Rolle spielen und therapiebegleitende Maßnahme sein. Die Interaktion zwischen Therapeut und Klient beginnt ohnehin aktiv zu werden. Der Erfolg wird umso größer sein, je bewusster diese Vorgänge sind und je offener sie gehandhabt werden.

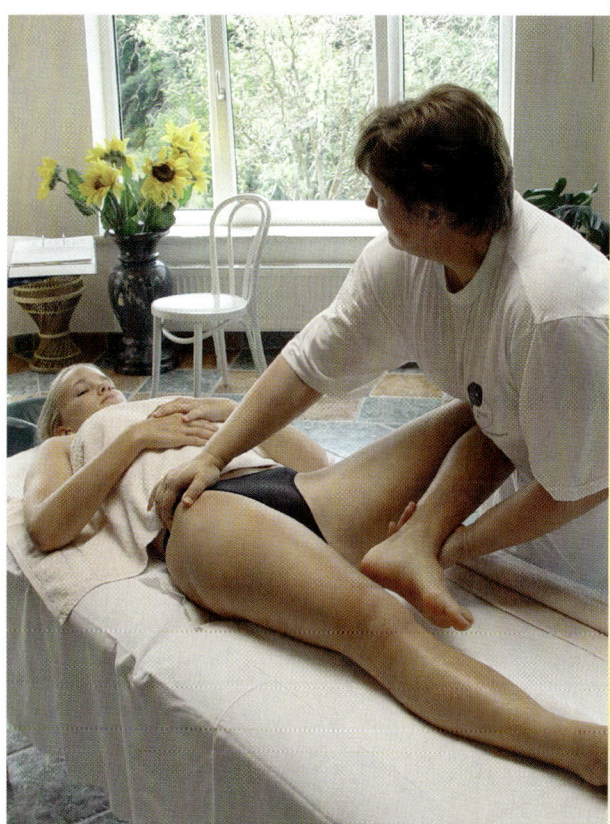

*Wird die seelische Komponente außer Acht gelassen, kann Heilung nie vollständig sein.*

79

# Zum Abschluss ein Fallbeispiel

Von unzähligen zufriedenen Patienten könnte ich Ihnen erzählen, aber am aussagekräftigsten sind immer die Fakten. Daher möchte ich an dieser Stelle die Röntgenbilder und Befunde eines jungen Mannes vorstellen:

Zwischen den beiden Befunde liegen einige Therapien. Der Zeitabstand beträgt etwa 5 Wochen.

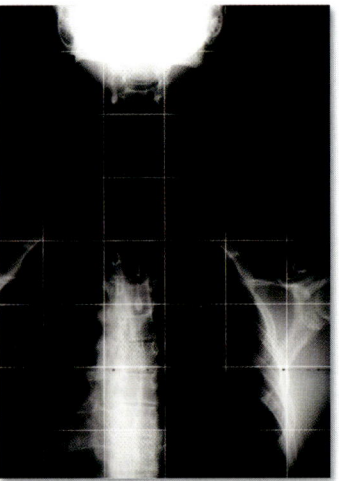

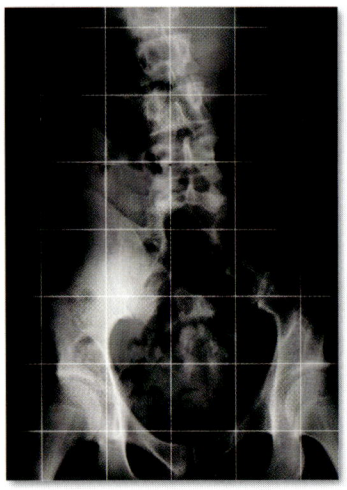

### Befund vor Beginn der Behandlung:

Röntgen: Gesamte Wirbelsäule im Stehen

In der Übersichtsaufnahme im Stehen besteht eine Beinverkürzung links um 4 mm mit Beckenschiefstand. Flachbogige, nach rechts gerichtete skoliotische Fehlhaltung im HWS-Bereich mit kompensatorischer Gegenkrümmung im mittleren BWS-Abschnitt sowie rechtskonvexe Torsionsskoliose im LWS-Bereich.
Streckhaltung auch der HWS und LWS. Die Wirbelkörper und die Bandscheibenräume der HWS und BWS sind normal hoch.
Grund und Deckplatten sowie Pedikel sind regelrecht dargestellt. Keine Anomalien oder knochendestruierende Veränderungen nachzuweisen. Ponticulus posterior. Dens axis zentriert.
Beginnende Verschmälerung des Bandscheibenraumes im Segment L5/S1. Die Wirbelkörper und die übrigen Bandscheibenräume der LWS sind unauffällig. Beginnende Spondylarthrose L4 bis S1 .

### Ergebnis:

Geringe Beinverkürzung links um 4 mm mit Beckenschiefstand. Skoliotische Fehlhaltung der WS. Chondrose L5/S1 sowie beginnende Spondylarthrose.

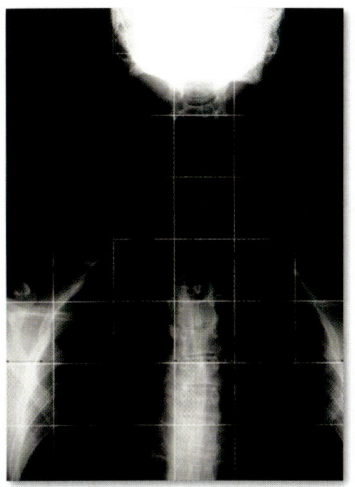

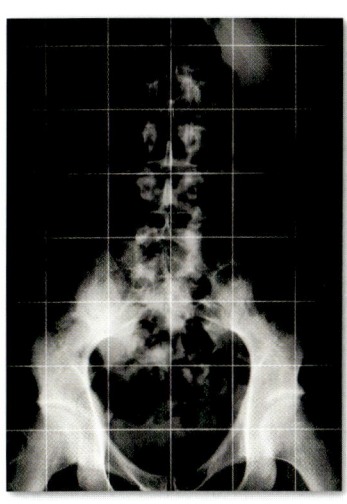

## Befund nach der Behandlung:

Gesamte Wirbelsäule im Stehen – Kontrolle

Nahezu unverändert die bereits im Vorbefund be-schriebene Beinverkürzung links. Bei der heutigen Kontrolle zeigt sich eine deutliche Besserung der im Vorbefund beschriebenen skoliotischen Fehlhaltung im thorakolumbalen Übergangsbereich. Es zeigt sich lediglich bei der heutigen Kontrolle eine geringe, nach rechts gerichtete Torsionsskoliose im mittleren BWS-Bereich.
Geradstand von HWS und LWS.

### Ergebnis:

Deutliche Besserung gegenüber dem Vorbefund. Bei der heutigen Kontrolle nahezu Geradstand der LWS. Nur mehr geringe, nach rechts gerichtete skoli-otische Fehlhaltung im BWS-Bereich, die jedoch auf-nahmebedingt sein dürfte.

81

Leider sind nicht alle radiologischen Befunde von dieser Qualität. Dieser Patient hatte offensichtlich Glück und fühlt sich heute wieder völlig wohl und ist ohne Beschwerden.

---

**Ausbildungen und Prüfungen können absolviert werden. Ebenso liegt eine Liste der geprüften Therapeuten und Lehrtherapeuten auf:**

Österreichische Gesellschaft
für Dorn-Breuss-Therapie
Kittenbach 14
8082 Kirchbach
(0 31 16) 28 41

Dr. Wolfgang R. Auer
Wienerstraße 16
8820 Neumarkt in der Steiermark
(0 35 84) 33 33

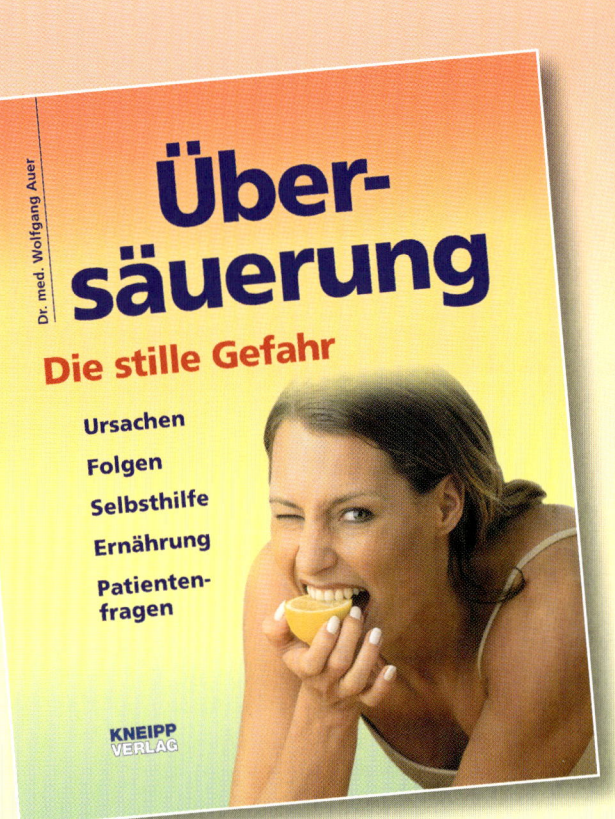

Dr. med. Wolfgang Auer

# Über-
# säuerung

## Die stille Gefahr

Gesundheit und Krankheit des Menschen hängen nicht nur von genetischen Regulationsmechanismen ab – eine zentrale Rolle spielt der Säure-Basen-Haushalt. In diesem Buch finden Sie die Grundgedanken und das Basiswissen zur Übersäuerung. Entscheidend sind die praktisch angewandten Erkenntnisse. Es lohnt sich, den überschüssigen Säuren den Kampf anzusagen!

84 Seiten, durchgehend farbig
ISBN 3-902191-59-X
EUR 12,90 / sfr 22,80

# Gesünder

mit

# Kneipp

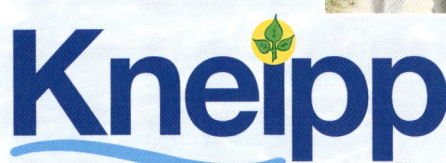

## Die Kneippbewegung

gibt es auf der ganzen Welt, die 3 größten Verbände befinden sich in Österreich, Deutschland und in der Schweiz. An die 1.000 lokale Kneipp-Vereine oder Aktiv-Clubs bieten ihren Mitgliedern das Kneipp-Gesundheitsprogramm an: In Kursen kann man die Kneipp-Wasseranwendungen erlernen. Zum Kneipp-Programm gehören auch eine gesunde Ernährung, die Verwendung von Heilkräutern, viel Bewegung und eine Lebensordnung, die die Basis für ein Bestehen in allen Lebenslagen bietet. Viele Kneipp-Aktiv-Clubs bieten »Schlank ohne Diät« in Selbsthilfegruppen an.

    50.000 Mitglieder gehören dem Österreichischen Kneippbund an,
    160.000 dem Deutschen Kneippbund e. V. und
    16.000 dem Schweizer Kneippverband.

**Wir laden auch Sie ein, Mitglied der Kneippbewegung zu werden!**

Fordern Sie kostenlos unsere Informationsbroschüren an.

*Ihrer Gesundheit zuliebe!*

*Interessenten wenden sich an:*

**Österreichischer Kneippbund**
Kunigundenweg 10 · A-8700 Leoben
Tel.: (0 38 42) 2 17 18 · FAX: DW 19
Internet: www.kneippbund.at
E-Mail: office@kneippbund.at

**Kneipp-Bund e.V., Deutschland**
Adolf-Scholz-Allee 6 – 8 · D-86825 Bad Wörishofen
Tel.: (0 82 47) 30 02-0
Internet: www.kneippbund.de
E-Mail: kneippbund@t-online.de

**Schweizer Kneippverband**
Weissensteinstraße 35 · CH-3007 Bern · Tel.: (0 31) 3 72 45 43
Internet: www.kneipp.ch · E-Mail: info@kneipp.ch

*Bleiben Sie gesund!*